D1810729

ALLENAMENTO A CORPO LIBERO

I SEGRETI DELL'ALLENAMENTO FUNZIONALE E LA DEFINIZIONE DA CASA CON UNA ALIMENTAZIONE SPORTIVA E PREPARAZIONE ATLETICA PER LA MASSA MUSCOLARE E IL BODY BUILDING

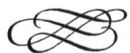

TONY MALINOV

COPYRIGHT

© Copyright 2021 di Tony Malinov - tutti i diritti riservati.

Questo documento è finalizzato a fornire informazioni esatte e affidabili in merito all'argomento e al tema coperto. La pubblicazione viene venduta con l'idea che l'editore non sia tenuto a render conto contabile, ufficialmente consentito, o altrimenti, servizi qualificati. Se il consiglio è necessario, legale o professionale, va ordinato un individuo praticato nella professione.

Da una dichiarazione di principi che è stata accettata e approvata ugualmente da un comitato dell'American Bar Association e da un comitato di editori e associazioni.

Questo libro è protetto da copyright. Questo è solo per uso personale.

In nessun modo è legale riprodurre, duplicare, o trasmettere qualsiasi parte di questo documento, sia in formato elettronico che in formato stampato. La registrazione di questa pubblicazione è severamente vietata, e qualsiasi archiviazione di questo documento non è consentita a meno che con il permesso scritto dell'editore. Tutti i diritti riservati.

I rispettivi autori possiedono tutti i diritti d'autore non detenuti dall'editore.

L'informazione qui è offerta a fini informativi esclusivamente ed è universale così. La presentazione delle informazioni è priva di contratto o di qualsiasi tipo di garanzia.

Qualsiasi riferimento ai siti web è fornito solo per convenienza e non può in alcun modo servire come avallo. I materiali di quei siti web non fanno parte dei materiali in questa pubblicazione e l'utilizzo di quei siti web è a proprio rischio.

I Marchi che vengono utilizzati sono senza alcun consenso, e la pubblicazione del marchio è senza permesso o supporto da parte del titolare del marchio. Tutti i marchi e le marche all'interno di questo libro sono a scopo di chiarimento solo e sono di proprietà dei proprietari stessi, non affiliati a questo documento.

N.B : I consigli dati in questo libro non sostituiscono il parere medico.

INDICE

INTRODUZIONE

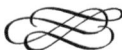

Indipendentemente dai propri obiettivi di allenamento, allenarsi a casa aiuta certamente a ottenere fin da subito i risultati migliori.

Infatti, per chi è in sovrappeso o fuori forma, l'allenamento da casa è probabilmente l'unico modo per sviluppare massa muscolare.

Allo stesso modo, chi sogna di ottenere l'incredibile forma fisica di un supereroe, probabilmente non dispone di altre alternative realistiche se non quella di allenarsi a casa.

Immagina per un momento di essere molto in sovrappeso e di voler davvero dimagrire.

Hai provato diverse strategie per rimetterti in forma, ma probabilmente ogni allenamento e ogni dieta hanno deluso le tue aspettative.

Ciò accade realmente a molte persone: acquistano innumerevoli integratori, provano innumerevoli programmi finalizzati alla perdita di peso, diete, regimi di allenamento... ma non arrivano da nessuna parte.

Il problema non sta nei programmi di allenamento, ma nel fatto che le persone in sovrappeso sono in qualche modo "non allenabili", cioè incapaci di ottenere la forma fisica che desiderano.

Non riescono ad attenersi a determinati programmi di allenamento o ad andare in palestra un numero di volte necessario per ottenere dei miglioramenti.

Per quale motivo?

Le persone in sovrappeso sono solitamente stanche e quindi poco attive perché alla fine della giornata, quando tornano a casa dal lavoro, hanno solo tre ore prima di andare a letto e le utilizzano per rilassarsi sul divano.

Anche quando fanno piccoli sforzi, si ritrovano sudati e senza fiato, il che implica che non amano molto allenarsi.

In questa situazione, attenersi a qualsiasi regime di allenamento è parecchio difficile.

E se si tiene conto della necessità di guidare fino in palestra e allenarsi di fronte agli estranei, c'è da meravigliarsi che un allenamento del genere non funzioni?

Per non parlare dell'imbarazzo provocato dal fatto di entrare e uscire dalla doccia in presenza di altre persone...

In questo caso è preferibile l'allenamento da casa perché permette di introdurre lentamente e comodamente piccole dosi di esercizio fisico nel proprio programma, aumentando i livelli di energia e migliorando l'umore e la salute.

Tutti possono trovare 10 minuti al giorno per allenarsi, soprattutto quando l'attrezzatura giusta è a portata di mano ed è possibile allenarsi in totale privacy.

Dall'altro lato, ci sono le persone realmente atletiche, cioè coloro che non hanno alcun problema nel trovare l'energia e la volontà necessarie per allenarsi.

Tuttavia, pur con tutta la volontà del mondo, anche i migliori fanatici del fitness hanno solo una quantità di tempo limitata per allenarsi: andando regolarmente in palestra, essi impiegano tempo ed energia per arrivarci e per andarsene, e ciò va a discapito dell'allenamento vero e proprio.

Inoltre, coloro che frequentano la palestra, sono soliti aspettare che le attrezzature con cui vogliono allenarsi siano lasciate libere.

Poi c'è anche il problema delle cose che in palestra non si possono fare, (in realtà cose molto semplici).

Ora considera un approccio diverso e immagina di costruire una piccola palestra nel tuo garage.

Anche se tale palestra sarà formata solo da una panca, sarà comunque una panca che potrai usare ogni giorno quando vorrai, senza dover guidare per arrivarci o fare la fila di fronte all'attrezzatura.

E se magari avessi bisogno di qualcosa di più specifico, potresti procurarti per esempio una serie di sbarre per fare gli altri esercizi!

Essere in grado di allenarsi ogni volta che è necessario, senza fare la coda e senza guidare: sarà questo che ti permetterà di ottenere miglioramenti davvero incredibili e di non saltare mai un giorno di allenamento.

Quindi sì, l'allenamento da casa può essere l'unico modo per raggiungere i tuoi obiettivi, qualsiasi essi siano, ma ovviamente ci saranno grandi sfide e grandi dubbi da affrontare.

Vediamo nello specifico come sviluppare i muscoli da casa con programmi che hanno dimostrato di funzionare e, talvolta, di fornire risultati incredibili.

COME OTTENERE MUSCOLI MASSICCI O UN FISICO SNELLO COMODAMENTE DA CASA

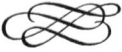

Vuoi sviluppare muscoli enormi? **Vuoi bruciare grassi e ottenere un fisico snello e tonico?**

Forse penserai che sarà necessario dover andare in palestra, ma tieni presente che l'abbonamento costa molto e che prima o poi perderesti sicuramente il piacere di allenarti.

La palestra non è la soluzione adatta anzi...potrebbe addirittura peggiorare la tua situazione.

Vediamo perché...

PERCHÉ NON SEI ATTUALMENTE IN FORMA

Perché non sei attualmente in forma come desideri?

Potrei pensare che tu non lo sia per il semplice fatto che ora stai leggendo questo libro.

Oppure, anche se sei già in forma, probabilmente desideri migliorare ancora di più la tua attuale condizione!

Per farlo, dovrai comprendere quali sono le basi per il miglioramento fisico.

Rimanere in forma non è difficile: è tutta una questione di mantenersi attivi, sollevare pesi e mangiare correttamente. Pur non conoscendo tutta la scienza su cui si fonda l'aumento della massa muscolare o la perdita di peso, sarà sufficiente conoscerne le basi per ottenere buoni risultati.

Allora perché il tuo programma non sembra funzionare?

La risposta è che ti mancano le energie.

Tutti pensano che il problema sia la mancanza di tempo e probabilmente anche tu credi di non avere tempo a sufficienza per allenarti.

Tuttavia, pur non conoscendoti, posso garantirti che tutto ciò non è vero.

Molto probabilmente anche tu, come molte altre persone, questa settimana avrai guardato qualche film in TV e avrai passato un po' di tempo a rilassarti sul divano.

Chiunque tu sia, se solo lo volessi, potresti sicuramente alzarti 20 minuti prima del solito.

Il problema quindi, non è il tempo ma l'energia: ti mancano le energie necessarie per metterti in forma e questo è il motivo per cui non conduci uno stile di vita attivo.

Solo perché hai tempo, non significa che hai anche l'energia ed ecco perché spesso non riesci a realizzare ciò che desideri.

Potremo fare molti altri esempi.

Che ne dici di iniziare a leggere un buon libro?

O di avviare quel nuovo progetto?

O semplicemente di pulire la cucina?

Il problema è che molti di noi conducono una vita molto impegnativa:

trascorriamo tutto il giorno a lavorare in ufficio oppure ad occuparci delle faccende domestiche.

Quando arriva la sera, siamo esausti e non abbiamo voglia di fare nulla.

Per questo, è importante che l'allenamento sia il più semplice e veloce possibile.

Ecco perché l'alternativa migliore è allenarsi da casa.

PERCHÉ L'ALLENAMENTO DA CASA È DIVERSO

Ora sappiamo che il problema è l'energia: siamo troppo stanchi e stressati e abbiamo troppo da fare per allenarci.

Immagina di volerti rimettere in forma andando in palestra cinque volte a settimana.

La palestra si trova a 3 km di distanza dalla tua casa, il che significa che impiegheresti 15 minuti di macchina all'andata e 15 minuti al ritorno.

Inoltre, dovresti camminare dal parcheggio fino alla palestra, cambiarti, mettere le tue cose nell'armadietto e fare una doccia alla fine dell'allenamento per un totale di ben due ore, di cui solo un'ora da dedicare all'allenamento vero e proprio.

In questa situazione, non serve energia solo per allenarsi, ma anche per guidare, parlare con l'addetto alla reception e con le altre persone in palestra, e infine uscire al freddo.

Ciò implica non 5 ma ben 10 ore di attività extra ogni settimana!

Mmh, chissà perché non funziona…

Ora consideriamo un approccio diverso.

Decidendo di rimanere a casa, potrai allenarti in qualsiasi momento, nel luogo più vicino a te e con le attrezzature che preferisci.

Non avrai bisogno di guidare, di uscire o di parlare con il personale della palestra.

In questo modo, le tue 10 ore tornano ad essere 5!

Ma non sarà nemmeno così che inizierai.

Piuttosto che fare 5 ore di allenamento a settimana, ti allenerai per 20 minuti ogni mattina prima di fare la doccia. Si tratterà di una routine che tutti dovrebbero essere in grado di gestire e ti sarà anche sufficiente per permetterti di avere l'energia necessaria per poi iniziare allenamenti più duri mano mano che farai progressi.

Se sei già in buona forma e/o svolgi attualmente un po' di esercizio fisico, allora puoi già iniziare ad allenarti ancora di più per ottenere la tua forma fisica ideale.

Fai allenamenti più intensi usando tutte le attrezzature che possiedi; fallo ogni giorno, senza pause.

Potresti addirittura svolgere due allenamenti al giorno, ma questo è utile solo in circostanze molto specifiche.

Qualunque sia il tuo obiettivo, l'allenamento da casa ti darà enormi vantaggi e sarà in grado di cambiare totalmente il tuo stile di vita.

Ora scopriamo come lavorare in modo efficace...

LE SFIDE DELL'ALLENAMENTO DA CASA

Perché, molte persone credono ancora di dover necessariamente andare in palestra per rimettersi in forma?

Ci sono varie ragioni, ma una delle principali è che le nostre esperienze personali ci insegnano (erroneamente!) che allenarsi a casa non è tanto efficace quanto allenarsi in palestra. Perché?

Probabilmente, dipende dalla mancanza di aiuto esterno.

Da casa non possiamo rivolgerci ad un personal trainer o comunque a qualcuno che sia disponibile ad aiutarci e a darci consigli.

Allo stesso tempo però, l'apparente inefficacia dell'allenamento da casa, sembra dovuta alla mancanza di pesi e di attrezzature adeguate.

Tranne coloro che possono permettersi attrezzi costosi e che possiedono un'intera stanza libera dove tenerli, gran parte delle persone non dispone di uno squat rack con un peso di 200 kg, né di una panca o di un tapis roulant.

Probabilmente, coloro che desiderano allenarsi, possiedono solo un set di manubri (o forse nemmeno quello), ma comunque non sanno come usarli.

Essi si limitano a sollevare i loro 10 kg per 10 ripetizioni, poi fanno un minuto di recupero e quindi ricominciano, ma in questo modo non raggiungono il cedimento muscolare, non creano danni ai muscoli o stress metabolici... e di conseguenza non ottengono alcun risultato a livello di crescita muscolare.

Non è così che bisogna allenarsi.

Con le giuste conoscenze, sarà possibile costruire una palestra economica ma incredibilmente completa, provvista di tutto il necessario per ottenere una forma fisica incredibile.

Inoltre, esistono ottime tecniche per aumentare la massa muscolare e/o bruciare più grasso anche utilizzando pesi leggeri.

Per imparare queste tecniche, dovrai leggere l'intero libro, ma questo resoconto saprà già indirizzarti sulla strada giusta.

Innanzitutto, non sarà necessario spendere tanti soldi per realizzare una palestra in casa, né per espanderla mano mano che andrai avanti con gli allenamenti.

Per iniziare, saranno sufficienti poche attrezzature ma buone.

La seguente lista ti aiuterà a costruire la tua palestra personale mano mano che svilupperai nuova forza e acquisirai nuove conoscenze.

Inoltre cosi, potrai mantenere la tua attrezzatura in spazi piccoli e di conseguenza sarà molto facile conservarla.

In questo elenco, supponiamo che il tuo budget sia di 35 euro al mese e che spenderai molto meno nella maggior parte dei mesi.

Perché proprio 35?

Perché è il costo (minimo) di un mese di palestra.

Se stavi considerando di andarci, allora faresti meglio a restare a casa e acquistare personalmente l'attrezzatura di cui avrai bisogno per quella stessa somma di denaro.

Vedrai che quest'ultima ti tornerà indietro sotto forma di ottimi risultati nel lungo termine.

Sbarra per trazioni

Sarà possibile allenare a corpo libero quasi tutti i gruppi muscolari, ad esempio attraverso piegamenti, sit up, squat con salto, piegamenti in verticale e molto altro ancora.

Nessuno di questi esercizi, infatti, richiede l'uso di attrezzature.

Tuttavia, ci sono due parti del corpo che risultano molto difficili da allenare senza l'utilizzo dei pesi: i bicipiti e i dorsali.

Tali muscoli vengono utilizzati per eseguire movimenti di trazione come i curl o le trazioni alla sbarra.

Per allenarli, sarà necessario qualcosa a cui aggrapparsi e un carico abbastanza pesante da sollevare usando quel punto di contatto.

Una sbarra per le trazioni è sufficiente per coinvolgere i bicipiti e i dorsali.

Grazie ad essa potrai svolgere le classiche trazioni alla sbarra, le trazioni alla sbarra con presa supina o altri esercizi molto efficaci per gli addominali come il sollevamento delle gambe alla sbarra, il frog kick e altro ancora.

Una sbarra per le trazioni costa solo 10 euro e si adatta al telaio della porta senza occupare molto spazio.

Esistono anche sbarre che non richiedono di essere fissate per terra perché si attaccano semplicemente al telaio.

Manubri

Un altro modo per allenare i bicipiti e i dorsali è quello di utilizzare i manubri, grazie ai quali sarà possibile aumentare la quantità di peso che questi muscoli dovranno sollevare.

Inoltre, i manubri sono molto utili per una serie di esercizi con carichi più pesanti come spinte in alto, kick back per tricipiti e altro ancora.

I manubri migliori sono quelli che permettono di aumentare o diminuire il peso, il che ti offrirà molte più possibilità di allenamento.

Anche in questo caso, non è necessario spendere molto.

I manubri, sono spesso disponibili a 30 euro per un totale di 20 kg.

È consigliabile acquistare prima un set, poi un altro il mese successivo e possibilmente anche un terzo set.

In questo modo, si potrà arrivare a 30 kg per mano, il che è sufficiente per eseguire anche alcuni esercizi più impegnativi.

Panca

Una volta acquistata la giusta quantità di manubri, si potrà iniziare a eseguire le distensioni utilizzando i manubri al posto del bilanciere.

Chi dispone di una panca regolabile, potrà aggiustarne l'inclinazione per eseguire gli esercizi su panca declinata o inclinata.

Meglio ancora, potrà persino sollevare lo schienale della panca in modo che diventi una sedia per eseguire spinte in alto con manubri o curl concentrato.

Quest'ultimo esercizio permetterà di isolare i bicipiti e impedirà al corpo di oscillare.

Sarà possibile ottenere una panca ad un buon prezzo (circa 40 euro).

È preferibile scegliere quelle che si appiattiscono completamente in modo da poter essere conservate con facilità.

Anelli da ginnastica

Ottimi per allenarsi da casa e svolgere allenamenti incredibili (e un po' fuori dagli schemi) senza spese eccessive.

Probabilmente avrai sentito parlare del "TRX".

Si tratta di cavi che pendono dal soffitto e che possono essere utilizzati per eseguire una serie di nuovi esercizi a corpo libero, come ad esempio il rematore.

Al momento, il TRX va molto di moda poiché è stato reso popolare attraverso marketing e pubblicità.

Il problema è che costa circa 100 euro e in realtà permette di svolgere una varietà di esercizi piuttosto limitata.

Per allenarsi da casa, è meglio acquistare gli anelli da ginnastica.

Si tratta degli stessi anelli utilizzati dalle vere ginnaste e costituiti da cerchi di plastica rotondi che possono essere appesi ad una sbarra per le trazioni.

A differenza del TRX, gli anelli consentono di poggiare le mani su un materiale solido, il che li rende adatti per esercizi come dip e muscle up (ottimi per il torace, i tricipiti e le spalle).

Inoltre, gli anelli da ginnastica hanno un prezzo compreso tra 10 e 30 euro, quindi sono molto più convenienti del costoso TRX.

Kettlebell

Un altro strumento utile per allenarsi in modo completo è il kettlebell, che può facilmente sostituire un bilanciere e uno squat rack.

Infatti, funziona benissimo per eseguire stacchi da terra e squat e permette anche di bruciare molte calorie.

Un kettlebell è provvisto di una maniglia grazie alla quale può essere tenuto con due mani per essere fatto oscillare o lanciato.

È utile anche come sovraccarico per eseguire squat, clean and press, stacchi da terra, kettlebell swing e molto altro ancora.

Il kettlebell costa solo 40 euro e non occupa spazio in casa.

I PRINCIPI DELLA CRESCITA MUSCOLARE

Nel libro esamineremo la scienza precisa su cui si fonda la crescita muscolare e il modo in cui sfruttarla comodamente da casa, anche usando pesi molto leggeri.

Parleremo, inoltre, di come danneggiare i muscoli creando micro-lesioni affinché tornino molto più robusti, forti e potenti di prima, e di come sarà possibile utilizzare lunghe serie con pesi leggeri per pompare i muscoli di sangue, ossigeno, sostanze nutritive e metaboliti.

Combinando tutte queste componenti insieme, sarà possibile creare allenamenti incredibilmente efficaci.

Discuteremo anche di un altro fattore chiave: il reclutamento delle fibre muscolari.

Infine, il libro spiegherà un metodo di allenamento che permette di allenarsi da casa in modo efficace e nel minor tempo possibile.

Poiché questo è solo un breve resoconto, qui di seguito troverai un unico esempio che probabilmente ti lascerà a bocca aperta perché non ne hai mai sentito parlare prima.

Si tratta del già citato reclutamento delle fibre muscolari che, una volta compreso, cambierà certamente il modo in cui percepirai il tuo allenamento.

Che cos'è il reclutamento delle fibre muscolari?

Il muscolo è costituito da molte fibre microscopiche, dette fibre muscolari, che possono espandersi o contrarsi quando richiesto, generando così la potenza necessaria per sollevare i pesi.

Esistono due tipi di fibre muscolari: quelle a contrazione rapida e quelle a contrazione lenta.

Le fibre a contrazione rapida sono in grado di generare una forza improvvisa ed esplosiva e quindi vengono utilizzate per sollevare carichi pesanti.

Le fibre a contrazione lenta possiedono una resistenza a lungo termine e permettono di sollevare pesi leggeri per un numero elevato di ripetizioni.

Il corpo tende a conservare quanta più energia possibile e quindi contrae sempre la minima quantità di fibre muscolari.

Se deve sollevare un carico pesante, ricorre a molte fibre a contrazione rapida; se deve spostare un peso leggero, usa solo alcune fibre a contrazione lenta.

L'aspetto più interessante è che il corpo non esaurisce mai tutta la sua forza, in quanto mantiene sempre una riserva di fibre a contrazione rapida e a contrazione lenta.

Questo perché in natura esaurire il 100% della propria forza sarebbe una mossa sbagliata: immagina di sollevare un masso e di non poter muovere le braccia per 24 ore.

Saresti in balia di tutti i predatori!

In effetti, per sollevare un peso, è sufficiente solo il 30% della propria forza massima.

Immagina cosa succede quando qualcuno riceve una scossa elettrica: viene sbattuto dall'altra parte della stanza.

In realtà non è l'elettricità a muoverlo, bensì i suoi stessi muscoli.

Essi si contraggono così tanto e così all'improvviso spingono il corpo a grandi distanze.

È questa la nostra vera potenza!

Un atleta può reclutare fino al 50% delle proprie fibre muscolari, anche allenandosi da casa.

Esistono due modi per farlo:

1. Concentrati sul muscolo e rafforza la "connessione mente-muscolo".

Ciò contribuisce a migliorare la comunicazione tra la "giunzione neuromuscolare" del sistema nervoso e il muscolo stesso.

Devi essere deciso e consapevole per tutta la durata dell'allenamento.

2. Usa la maggior quantità possibile di fibre muscolari a contrazione rapida.

In palestra, questo è possibile sollevando carichi molto pesanti.

A casa invece, hai a disposizione le seguenti opzioni:

a. Tenta di spingere contro il muro una cosa che non può essere mossa o di sollevare un carico fin troppo pesante.

b. Salta per aggiungere accelerazione al movimento.

È la stessa cosa che avviene quando si eseguono i piegamenti con battito delle mani o le trazioni alla sbarra con slancio verso l'alto.

c. Esaurisci la maggior quantità possibile di fibre a contrazione lenta e poi continua.

Quest'ultima tecnica è di gran lunga la più potente e, per metterla in pratica, si usa ciò che viene chiamato "drop set meccanico".

Tale tecnica permette di creare lo stress metabolico e le microlesioni muscolari necessarie per la vera crescita dei muscoli, allenandoli da diverse angolazioni e anche con pesi leggeri.

Inoltre, questo metodo richiede circa la metà del tempo rispetto ad altre tecniche di allenamento!

LE SFIDE DELL'ALLENAMENTO DA CASA

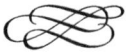

Quali sono queste sfide?

Alcuni pensano che sia facile restare in forma quando si ha una panca in casa.

Sfortunatamente, non è così semplice come sembra e c'è un'ottima ragione se la maggior parte delle persone preferisce andare in palestra.

La prima sfida è rifornire la propria casa con l'attrezzatura adeguata.

È possibile rimettersi in forma utilizzando solo l'allenamento a corpo libero e di questo ne discuteremo più dettagliatamente in seguito.

Tuttavia, se si desiderano risultati rapidi a livello di sviluppo muscolare, le attrezzature forniscono un valido aiuto per l'allenamento.

Stiamo parlando di manubri, sbarre per trazioni, panche, tapis roulant e molto altro ancora, ma il problema è che tutto ciò costa parecchio, occupa molto spazio e richiede alcune conoscenze di base per l'utilizzo.

In effetti, un altro ostacolo è costituito proprio dalle conoscenze.

Molte persone non sanno come allenarsi da sole in casa e questo rende notevolmente difficile sviluppare massa muscolare.

Al contrario, in palestra sarà possibile rivolgersi agli istruttori ed osservare come si allenano le altre persone.

In più, tentando di maneggiare un bilanciere in casa, si rischierà di far scivolare un disco e quindi di infortunarsi.

La paura, in questo senso, blocca molte persone e impedisce loro di mettersi in forma.

Infine, c'è il problema della motivazione.

Se ti alleni nella tua stanza, devi cercare di evitare ogni distrazione (la TV, ad esempio) e rimanere motivato anche se il tuo letto è proprio lì vicino a te.

Ma tieni conto che questa non è nemmeno la parte più difficile...

Impegnarsi da casa

Per aumentare la forza oppure per ottenere una buona forma fisica, sarà necessario impegnarsi.

Se si desidera guadagnare massa muscolare, bisognerà creare piccoli strappi muscolari e rifornire i muscoli di metaboliti (ne parleremo più avanti).

Questo sarà possibile sollevando carichi molto pesanti e poi via via più leggeri.

Inoltre, sarà molto più semplice allenarsi con un istruttore al proprio fianco, in una sala piena di persone che lavorano duramente, senza distrazioni e su un pavimento morbido dove poter sudare senza problemi.

Lo stesso vale anche per chi desidera perdere peso.

Tutto ciò sarà possibile praticando molto cardio, sia ad elevata intensità che per un lungo periodo di tempo.

Correre per ore, oppure svolgere un intenso allenamento HIIT richiede sempre un grande impegno.

Chi desidera allenarsi da casa, spesso non sa bene come fare e non è nemmeno capace, in quanto non dispone dell'attrezzatura giusta o dello spazio necessario.

Questo libro ha lo scopo di cambiare tale percezione. Leggendo i seguenti capitoli, imparerai tutti i segreti per sviluppare i tuoi muscoli e modificare il tuo metabolismo rapidamente e comodamente da casa.

Una volta comprese le basi essenziali, potrai iniziare a sviluppare la potenza che stai cercando e migliorare la tua salute generale.

Cominciamo!

CREA LA TUA PALESTRA
PERSONALE

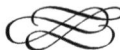

P er cominciare, bisognerà creare la propria palestra personale.

Ciò significa trovare l'attrezzatura giusta e decidere in quale stanza della casa sistemarla: può essere una stanza libera, il soggiorno o persino il garage (che è l'ideale!).

L'esatta attrezzatura da procurarsi dipende in gran parte dai propri obiettivi e da ciò che si desidera raggiungere con l'allenamento.

L'attrezzatura adatta per bruciare calorie e perdere peso, ad esempio, è molto diversa da quella necessaria per costruire muscoli.

Come impareremo più avanti, la crescita muscolare è in realtà uno dei tanti modi per bruciare grassi.

Più muscoli costruirai, più accelererai il tuo metabolismo.

Scoprirai che esistono alcuni aspetti e alcuni principi validi indipendentemente da come variano gli obiettivi, e che ci sono sicuramente alcune attrezzature specifiche che tutti dovrebbero possedere.

Vediamo quali sono e come affrontare questo tipo di allenamento.

Come si crea una buona palestra in casa?

Ancora una volta, bisognerà affrontare alcune sfide. Innanzitutto, la propria palestra personale non dovrebbe costare troppo.

Chi non si è mai allenato o non possiede nessuna attrezzatura, potrebbe cedere alla tentazione di acquistare tutto ciò che sembra necessario, finendo per spendere una somma eccessiva.

Inoltre, bisogna pensare a come conservare le attrezzature. La soluzione più semplice è tenerle in una stanza apposita ma, se non sarà possibile, bisognerà realizzare una palestra che sia facile da smontare e rimontare, o che sia abbastanza piccola e compatta da non occupare troppo spazio.

Sarà importante anche assicurarsi che l'uso delle attrezzature non danneggi i mobili della casa, ad esempio gli armadi o i tavoli.

E' consigliato iniziare dalle basi, ovvero acquistare solo gli attrezzi assolutamente necessari per iniziare l'allenamento, in modo da poter poi costruire ed espandere la propria palestra su quelle fondamenta.

Consideriamo ad esempio i manubri, utili praticamente per qualsiasi allenamento e per coinvolgere ogni parte del corpo. Tuttavia, se desidererai massimizzare la crescita muscolare, sarà necessario utilizzare manubri sufficientemente pesanti.

Naturalmente, il peso varia in base alla propria condizione fisica attuale (che migliora con il tempo) ma anche in base ai diversi esercizi che eseguirai.

Le alzate laterali con manubri sono difficili da svolgere con un peso superiore a 10 kg anche per un atleta allenato.

Al contrario, nel caso delle distensioni in alto, i manubri da 10 kg sembreranno incredibilmente leggeri.

In questo caso, l'opzione migliore sarà quella di iniziare con manubri di peso variabile: il che significa poter rimuovere e aggiungere peso, mano mano che si faranno progressi.

Normalmente, sarà possibile acquistare un set di manubri che ti consentirà di aumentare il peso fino a 20 kg al costo di 30 euro.

Si tratta di un ottimo punto di partenza per iniziare ad allenarsi ma, chi desidera spingersi oltre, dovrà comprare necessariamente ben due set di manubri.

Questo è solo un esempio di come realizzare la propria palestra personale in modo modulare e compatto, risparmiando allo stesso tempo denaro.

Un altro attrezzo molto utile e per nulla ingombrante è la sbarra per le trazioni, che costa solo 10 euro.

Sono disponibili perfino sbarre che non necessitano di essere impiantate per terra perché possono essere semplicemente fissate al telaio della porta.

Qual è la miglior attrezzatura da associare alla sbarra per le trazioni?

Gli anelli da ginnastica!

Si tratta di anelli di plastica legati ad una fune, che possono essere aggiunti ad una sbarra per fare le trazioni.

Essi permettono di eseguire dip agli anelli, muscle up, iron cross, piegamenti inversi (cioè trazioni da un'altezza inferiore, con le gambe tese in avanti che toccano il pavimento) e molti altri esercizi.

Gli anelli da ginnastica hanno numerosi vantaggi, ad esempio costano poco e possono essere messi via per non occupare spazio.

Una corda per saltare è un'ottima alternativa al tapis roulant.

Anche il bullworker, uno strumento di metallo che produce resistenza quando viene compresso, è molto efficace per l'allenamento.

Come vedremo più avanti, sarà possibile allenarsi anche sfruttando semplicemente gli oggetti utilizzati ogni giorno nelle attività di vita quotidiana.

Pensa un po' fuori dagli schemi, ricorda questi suggerimenti e i principi su cui si fondano, e costruisci la tua palestra personale con tutto ciò che ti sarà necessario senza occupare troppo spazio!

Le basi su cui puntare

Per tutti coloro che cercano istruzioni più specifiche, qui di seguito è riportato un ottimo elenco di attrezzature su cui puntare, mano mano che costruirai la tua palestra personale.

Comunque, nessuna di queste cose è assolutamente essenziale per iniziare l'allenamento, tranne la sbarra per le trazioni e forse i manubri (a seconda dei propri obiettivi ed interessi).

Sbarra per trazioni : come affermato in precedenza, una sbarra per le trazioni rappresenta il minimo indispensabile per iniziare l'allenamento e quindi per lo sviluppo dei muscoli.

La maggior parte dei muscoli, si potranno allenare a corpo libero: eseguendo i piegamenti sarà possibile allenare il torace e le spalle, eseguendo sit up si potranno allenare gli addominali ecc.

Le parti più difficili da allenare senza attrezzature sono i bicipiti e i dorsali.

Questi muscoli hanno bisogno di "tirare" i pesi per poter lavorare.

Visto che non potrai tirare il pavimento verso di te, dovrai appenderti alla sbarra o sollevare i pesi.

Una volta acquistata la sbarra per fare le trazioni, sarà possibile allenare tutto il corpo, ma acquistando un paio di articoli in più il lavoro sarà ancora più semplice.

Manubri : sono incredibilmente versatili e utili, non solo per eseguire i curl per bicipiti, ma anche per tutti i tipi di spinte in alto, per gli esercizi per i tricipiti, e per il rematore per i dorsali.

Sarà possibile usare i manubri anche come sovraccarico per allenare le gambe.

Bisognerà assicurarsi di acquistare manubri il cui peso possa essere aumentato.

Inizia con 20 kg e poi, quando raggiungerai un buon livello di forza, acquista un altro set di manubri per un totale di 40 kg.

Panca : per portare il proprio allenamento al livello successivo, sarà utilissimo acquistare una panca.

Essa ti consentirà di utilizzare i manubri in modo molto più efficiente per eseguire le spinte in alto, le croci e molti altri esercizi.

La panca migliore è quella con lo schienale regolabile che permette di sedersi o stendersi, e quindi di eseguire il curl concentrato ed altri esercizi.

Inoltre, è preferibile procurarsi una panca che possa essere appiattita e messa a posto.

In questo modo, sarà possibile infilarla sotto al letto o nell'armadio affinché non risulti d'intralcio.

Tappetino per gli esercizi : non è essenziale, ma allenandoti senza un tappetino, rischierai di rendere scivoloso il pavimento bagnandolo di sudore.

Inoltre, un tappetino, renderà più facile l'esecuzione di esercizi come i sit up, impedendo il contatto con il pavimento che potrebbe causare dolori alla schiena o ai glutei.

Esso è utilissimo per lo stretching e per molto altro.

Corda per saltare : utile (ma non essenziale) per bruciare calorie sul posto.

Kettlebell : questo strumento ti permetterà di accedere ad un livello avanzato e ti sarà utile soprattutto per allenare le gambe e per bruciare calorie.

Usando un kettlebell, sarà possibile eseguire il kettlebell swing e tutti i tipi di squat (ad esempio, i goblet squat).

In questo modo, si potranno rafforzare le gambe senza l'uso di una sbarra per l'esecuzione di stacchi da terra e squat, che altrimenti richiederebbe molto spazio ed enormi spese.

Un kettlebell può essere usato anche per tutti i tipi di esercizi finalizzati ad incrementare la forza, come ad esempio la shoulder press unilaterale.

Anelli da ginnastica : abbiamo già parlato degli incredibili benefici degli anelli da ginnastica.

Il loro vantaggio è che permettono di fare gli stessi esercizi del TRX, ma ad un prezzo molto più vantaggioso.

Si potrebbe affermare che sono anche migliori del TRX, perché quest'ultimo non è adatto per esempio ai dip.

Panca : per coloro che desiderano allenarsi seriamente, sarà necessaria una panca, magari provvista di sbarra fissata in modo permanente, per evitare di metterla e toglierla ad ogni sessione di allenamento.

LA CRESCITA MUSCOLARE

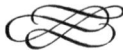

U na volta realizzata la propria palestra, bisognerà imparare ad usare l'attrezzatura per avere una crescita muscolare seria e costante nel tempo.

In che modo si potranno sviluppare i muscoli comodamente da casa senza l'aiuto di un istruttore?

Le basi

Per sviluppare i muscoli, bisogna attivare il processo ipertrofico.

Questo termine tecnico viene utilizzato per indicare la crescita muscolare che si verifica nei momenti di riposo.

Il processo di costruzione muscolare è composto da due fasi: la prima fase consiste nell'esercizio che "rompe" il muscolo per favorirne la crescita, mentre la seconda fase è la crescita stessa che si verifica dopo aver effettuato il sollevamento, ed avviene quando il muscolo è a riposo.

Esistono due diversi tipi di ipertrofia, l'ipertrofia miofibrillare e l'ipertrofia sarcoplasmatica.

La scienza precisa su cui si fondano questi principi è ancora oggetto di discussione e alcuni negano addirittura che si tratti di descrizioni accurate.

Tuttavia, qualsiasi bodybuilder affermerebbe che in generale ci sono due modi per sviluppare i muscoli, apparentemente correlati a questi due concetti: il danno muscolare e lo stress metabolico.

L'altro fattore in gioco, è la capacità di sviluppare forza, spesso, ma non sempre correlata alle dimensioni del muscolo.

Inoltre, si deve tenere conto del meccanismo detto reclutamento delle fibre muscolari .

Cosa significano tutti questi termini?

In breve, i muscoli sono costituiti da una gran quantità di piccoli filamenti chiamati fibre muscolari.

In realtà si tratta di cellule simili a quelle che compongono il resto del corpo e ai neuroni che formano il cervello.

Tutto ciò significa che le fibre muscolari hanno nuclei e sarcoplasma (se ricordi ancora le lezioni di biologia delle superiori, saprai che si tratta del costituente citoplasmatico delle fibre muscolari).

La differenza tra le cellule normali e le fibre muscolari consiste nel fatto che queste ultime hanno più nuclei e possiedono anche la capacità di contrarsi ed espandersi. Ovviamente, quando ciò accade in massa, provoca la contrazione e l'espansione dell'intero muscolo e cosi in seguito tutto potrai sollevare i pesi in palestra.

Sfortunatamente, non sarà possibile creare una maggiore quantità di fibre muscolari (questo processo, noto come "iperplasia", avviene solo in circostanze molto rare). Tuttavia, ciò che si potrà fare, sarà abbattere il muscolo per farlo ricrescere più robusto, in particolare sollevando carichi pesanti fino al cedimento muscolare e soprattutto sotto sforzo.

A questo punto, si creano nel muscolo piccoli strappi detti micro-lesioni muscolari.

Per riparare tali strappi e far crescere i muscoli, sarà necessario assumere quotidianamente una buona dose di proteine.

L'effetto dell'intero processo è il DOMS, l'indolenzimento muscolare a insorgenza ritardata o, più semplicemente, la difficoltà a sollevare anche solo un piccolo oggetto il giorno dopo l'allenamento.

Questo è ciò che chiamiamo ipertrofia miofibrillare e danno muscolare.

L'aspetto fondamentale è quello di sovraccaricare il muscolo, ma bisognerà anche allenare i muscoli da più angolazioni (per coinvolgere ogni singola fibra muscolare) e allenarsi sia velocemente che lentamente (per coinvolgere le fibre a contrazione rapida e quelle a contrazione lenta).

Le fibre a contrazione rapida si attivano solo quando le fibre a contrazione lenta non sono in grado di effettuare sollevamenti.

Quelle a contrazione rapida sono per natura più spesse e più forti, ed ecco perché è necessaria una certa quantità di peso per reclutarle.

Cosa comporta l'ipertrofia sarcoplasmatica?

Si tratta della crescita muscolare che si verifica quando i muscoli si "gonfiano" di liquidi.

Effettuando il sollevamento pesi per un certo periodo di tempo, si pompa gradualmente il sangue nei muscoli e si esauriscono i sistemi di acido lattico, i quali si riempiono di sostanze chimiche.

In altre parole, la parte del corpo che sta lavorando, inizierà a riempirsi di sangue, sostanze nutritive, ossigeno ed energia.

Continuando a sollevare pesi, quella parte del muscolo si riempirà sempre di più, "ostruendo" l'area come se fosse avvolta da un laccio emostatico.

Il vantaggio di questo processo è che innesca anche il rilascio di metaboliti, sostanze chimiche che scatenano l'ormone della crescita e il testosterone.

Allo stesso tempo, i muscoli diventeranno più efficienti nel conservare il sarcoplasma e il glicogeno al fine di lavorare per lunghi periodi.

In questo modo, si creano muscoli dall'aspetto più "gonfio" che potranno funzionare più a lungo, piuttosto che muscoli duri e magri dotati di potenza a breve termine.

Questa è ciò che chiamiamo ipertrofia sarcoplasmatica , causata principalmente dallo stress metabolico.

Il fattore chiave, qui, è il tempo trascorso sotto tensione che fa pulsare i muscoli durante l'allenamento.

Entrambi i due tipi di ipertrofia sono utili ai fini dell'allenamento e, quando vengono combinati insieme, ti permetteranno di aumentare sia le dimensioni che la potenza dei muscoli.

Come regola generale, i bodybuilder tendono ad allenarsi di più con i metodi sarcoplasmatici, mentre i sollevatori di pesi usano prevalentemente approcci miofibrillari.

Secondo alcuni, non c'è niente di meglio dell'ipertrofia sarcoplasmatica, ma questo non è importante.

A noi interessa semplicemente comprendere il processo.

I bodybuilder sanno che il sollevamento di carichi pesanti per un numero ridotto di ripetizioni equivale a maggiore potenza, mentre il sollevamento di carichi più leggeri per un maggior numero di ripetizioni equivale a maggior pompaggio muscolare.

Infine, c'è un altro concetto da tenere in considerazione:

il reclutamento delle fibre muscolari.

Ti basta guardare Bruce Lee per capire che è possibile essere immensamente forti senza possedere grandi muscoli.

In che modo?

Usando una percentuale più elevata di fibre muscolari per eseguire ogni movimento.

E Bruce Lee era un maestro in questo.

Ci sono molti modi per ottenere un maggiore controllo sulle fibre muscolari.

L'aspetto chiave è allenarsi al massimo, in modo da costringere il corpo a reclutare il maggior numero possibile di fibre a contrazione rapida.

In questo modo si andrà a rafforzare la "giunzione neuromuscolare" e aumenterà la potenza pura.

Si dice che Bruce Lee abbia persino usato una tecnica chiamata contrazione statica, che consisteva nello spingere o tirare qualcosa di immobile per generare la massima quantità di energia possibile.

Aggiungi questo allenamento al tuo programma e diventerai ancora più forte.

TECNICHE DI INTENSITÀ PER SBLOCCARE IL TUO PIENO POTENZIALE

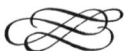

Una volta compreso il funzionamento della crescita muscolare, sarà possibile applicare questo concetto al proprio allenamento.

In particolare, sarà necessario creare piccoli strappi muscolari e stress metabolici, quindi sfidare sè stessi con pesi sempre crescenti.

Inoltre, bisognerà riposarsi a sufficienza e assumere un'adeguata quantità di proteine per riuscire a crescere.

E' questo il problema di molte persone che si allenano da casa: sollevare un peso per 10 ripetizioni e poi riposarlo giù equivale a non combinare granché o meglio, ad usare alcune fibre a contrazione rapida e a contrazione lenta per spostare un peso 10 volte.

Questo semplice movimento produce alcuni metaboliti e forse qualche strappo muscolare, ma non sarà sufficiente per ottenere una crescita rapida.

Bisognerà allenarsi come farebbe un bodybuilder, cioè causare il massimo stress metabolico e la massima quantità di danni muscolari mettendosi realmente alla prova.

Ciò equivale a pensare fuori dagli schemi e ad usare un po' di creatività.

I principi di intensità di Weider

Gli anni '70 sono spesso definiti come "l'epoca d'oro" del bodybuilding per via di molti nomi famosi che elevano lo status di questo sport, ad esempio Arnold Schwarzenegger, Franco Columbu, Lou Ferrigno, Frank Zane, Sergio Oliva ecc.

Molta di questa popolarità potrebbe essere attribuita al magnate Joe Weider, che osservò questi bodybuilder allenarsi, ed esaminò le tecniche che usavano per innescare la crescita muscolare.

Queste tecniche sono oggi note come i "principi di Weider" e includono ad esempio superserie, burns, ripetizioni forzate ecc.

Chi si allena con un istruttore di fitness, potrebbe sicuramente conoscere alcune di queste tecniche!

All'epoca, né Joe né i bodybuilder esaminati avevano compreso la scienza alla base di questi metodi.

Essi si allenavano in modo intuitivo, ascoltando il loro corpo per capire se l'allenamento stesse funzionando o meno. Tutte queste tecniche causavano microlesioni muscolari oppure gonfiavano i muscoli.

Anche tu potresti provare ad applicarne alcune ai tuoi allenamenti per renderli molto più efficaci.

Esaminiamo una di queste tecniche e una sua variante che potrebbe cambiare per sempre il tuo modo di allenarti.

La tecnica di cui stiamo parlando è quella del drop set (o metodo a scalare).

Un drop set è un tipo di allenamento in cui si inizia a sollevare un peso elevato, adatto per fare 8-12 ripetizioni, fino a raggiungere il cedimento muscolare.

Quando non si riuscirà più a sollevare tale peso, si passerà ad un peso più leggero.

Prendiamo in considerazione un esercizio come il curl per i bicipiti.

Eseguirlo con il metodo del drop set significherà diminuire gradualmente il peso, fino a sollevare quello più leggero.

Si potrà iniziare con 15 kg per braccio, ed eseguire 6-8 ripetizioni.

Poi continuare con 12 kg per 5 ripetizioni, 10 kg per 6 ripetizioni, 8 kg per 5 ripetizioni e infine 4 kg per 4 ripetizioni prima di crollare.

Questa appena descritta è chiamata serie, questo significherà che bisognerà ripetere l'intero processo tre volte.

Perché questo tipo di allenamento è così efficace?

Semplice: perché è in grado di causare il massimo danno muscolare e anche di far affluire ai muscoli molti metaboliti.

Sollevando un carico pesante per 6-8 ripetizioni, sarà necessario impegnare molte fibre muscolari, in particolare quelle a contrazione rapida che si esauriscono velocemente. Quindi, una volta esaurite e danneggiate queste fibre, interverranno quelle a contrazione lenta.

Dopo aver esaurito anche queste fibre che lavoreranno in simultanea, non sarà più possibile sollevare il peso.

Allo stesso tempo però, si passerà dal sistema ATP-CP al sistema glicolitico, che consentirà di lavorare più a lungo.

A questo punto, si continuerà con un carico leggermente più pesante che permetterà di sollecitare continuamente le fibre a contrazione lenta e affaticare le poche fibre a contrazione rapida rimanenti, causando ulteriori microlesioni muscolari. Allo stesso modo, si potrà rimanere sotto tensione più a lungo eseguendo fino a 20 ripetizioni.

I muscoli inizieranno a riempirsi di acido lattico (dandovi una sensazione di bruciore) come sottoprodotto del sistema glicolitico.

In questo modo si finirà per cedere, ma diminuendo il peso da solle-vare, sarà possibile continuare ad allenarsi.

Durante questa fase, ci si affiderà completamente alle fibre a contra-zione lenta causando microlesioni anche ad esse, quindi provocando il massimo danno muscolare.

Alla fine, si arriverà al punto in cui anche 5 kg risulteranno difficili da sollevare e ciò significherà che sarà stato causato il massimo danno muscolare.

Quest'ultimo porterà a sua volta alla massima crescita muscolare, cosa che non potrebbe avvenire limitandosi semplicemente ad eseguire un certo movimento per 10 ripetizioni.

Applicazione del drop set da casa

Questo allenamento è difficile da praticare da casa, a meno che non si possiedano molti pesi e un power rack.

Il problema è che questa attrezzatura, oltre ad essere costosa, occupa molto spazio ed è generalmente difficile da usare.

Diamo un'occhiata ad un'alternativa leggermente diversa e anche migliore: il drop set meccanico.

Sebbene gran parte delle persone non ne riconosca ancora l'efficacia, questo è il metodo migliore per allenare i muscoli e stimolarne la crescita.

L'idea alla base del drop set meccanico è semplice.

Poiché non si possiedono molti pesi e la regolazione dei manubri è limitata o richiede troppo tempo, bisognerà sostituire gradualmente l'esercizio con uno leggermente più semplice.

Ad esempio, si potranno eseguire i curl fino al cedimento muscolare e poi passare ai curl a martello usando una presa diversa per renderli più semplici.

In seguito, si potrà passare direttamente alle trazioni alla sbarra con presa supina (che fanno lavorare i bicipiti con un raggio di movimento simile) e infine alle trazioni assistite (con i piedi su una sedia).

Facilitando l'esercizio per quattro volte, si creerà un'ampia serie da svolgere in modo molto più rapido e con meno pesi a disposizione.

Inoltre, questo metodo permetterà al muscolo di lavorare da varie angolazioni diverse per contribuire a creare un allenamento completo a 360°.

Nel drop set meccanico, sarà possibile inserire anche altre tecniche di Weider.

Una di queste è il "cheating" (dall'inglese to cheat = imbrogliare) che consiste nell'esecuzione degli esercizi avvalendosi dello slancio del corpo.

Ad esempio, per facilitare l'esecuzione dei curl, si potrà dondolare il corpo.

Ovviamente non sarà efficace quanto l'esercizio standard, ma se verrà eseguito dopo i veri curl come parte di un drop set, funzionerà alla grande.

Un altro esercizio è quello delle burns, che consistono nell'esecuzione parziale di un movimento per mancanza di energie.

È bene usare questa tecnica per creare dei "circuiti".

Inoltre, il programma dovrà contenere un intenso allenamento cardio in modo da aumentare la secrezione dell'ormone della crescita e bruciare grasso.

Mettere in pratica il drop set

Qual è l'altro aspetto vantaggioso del drop set meccanico svolto a circuito?

Il fatto che consente di adattarsi ad un allenamento molto più intenso in un breve periodo di tempo.

Ciò permetterà a sua volta un'efficace "suddivisione dell'allenamento" (suddividendo i giorni in cui si allenano determinati gruppi muscolari).

In particolare, bisognerà alternare esercizi di spinta (come piegamenti sulle braccia e spinte verso l'alto), ad esercizi di trazione (trazioni alla sbarra e curl per bicipiti) ed esercizi per le gambe (squat, affondi, calf).

Tali gruppi muscolari sono complementari e suddividere l'allenamento in questo modo, servirà a dare a ciascuno di essi la giusta attenzione per stimolarne non solo la crescita ma anche il recupero nei momenti di riposo.

Un buon programma di allenamento potrebbe essere il seguente:

Lunedì: spinte/piegamenti

Martedì: trazioni

Mercoledì: gambe

Giovedì: riposo

Venerdì: spinte/piegamenti

Sabato: trazioni

Domenica: gambe

Chi dispone di poco tempo, potrà allenarsi anche solo 3 volte a settimana.

Un esempio.

Qui di seguito non troverai allenamenti completi per ogni parte del corpo: questo lavoro spetterà a te e dipenderà dai tuoi obiettivi e dall'attrezzatura che possiedi.

Vediamo invece come strutturare, per esempio, un allenamento per i pettorali:

Routine di spinte/piegamenti

3 serie:

1) Pettorali

6 croci con manubri su panca piana (20 kg per braccio)

8 spinte in alto con manubri su panca piana (20 kg per braccio)

10 dip agli anelli

10 piegamenti con battito delle mani

10 piegamenti alternati (abbassandosi su ciascun lato)

20 piegamenti

20 piegamenti sulle ginocchia

2 minuti di recupero

2) Tricipiti

8 kick back per tricipiti (10 kg)

6 passi di corsa lenta con manubri (10 kg) e braccia stese dietro

15 dip alternati per tricipiti (su ciascun lato)

10 dip per tricipiti

5 estensioni a corpo libero per tricipiti

10 burns per tricipiti

2 minuti di recupero

3) Spalle

8 distensioni sopra la testa (20 kg)

6 spinte in alto su panca inclinata (20 kg; utilizzare un cuscino per poggiare la schiena se non si dispone di una panca)

5 piegamenti in verticale (usare una parete se necessario)

10 piegamenti su panca declinata

2 minuti di recupero

ALLENARE LE GAMBE DA CASA

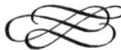

O ra sei in grado di introdurre nel tuo programma di allenamento il drop set meccanico per allenare varie parti del corpo, utilizzando solamente i pesi.

Ci sono molti modi per rendere gli esercizi un po' più facili o più difficili.

Per esempio eseguirli senza interruzioni, sarà sufficiente per allenare i muscoli in maniera intensa.

Come affermato in precedenza, per allenare i bicipiti si potrà passare dai curl ai curl a martello, agli esercizi isometrici e alle trazioni.

Per i dorsali si potrà passare dalle trazioni con sovraccarico a quelle normali e infine a quelle assistite.

E per allenare le gambe?

In questo caso, le cose diventeranno un po' più difficili. Vediamo come affrontare la sfida dell'allenamento delle gambe da casa.

Allenarsi a corpo libero

Sarà possibile allenare le gambe a corpo libero, ad esempio eseguendo i normali squat, affondi e calf.

Tuttavia, questi esercizi non saranno sufficienti per stimolare una reale crescita muscolare.

Infatti, sarà necessario coinvolgere le fibre muscolari a contrazione rapida.

Poiché le gambe trasportano già il corpo per tutto il giorno, in che modo si potrà complicare l'esercizio?

Rendendolo "esplosivo"!

Il corpo non nota alcuna differenza tra peso e accelerazione, quindi il processo che consiste nello spostamento rapido di un peso è lo stesso coinvolto nello spostamento di un carico pesante.

Ad esempio, invece di sollevare un carico pesante eseguendo uno squat, si potrà saltare su degli step (o su un qualsiasi rialzo stabile).

Questo movimento richiederà l'attivazione delle fibre muscolari a contrazione rapida per lanciarsi in alto.

In alternativa al salto sugli step, sarà possibile anche eseguire dei semplici jump squat che consistono in uno squat e poi in un breve salto nella fase finale del movimento. Questo esercizio è perfetto per sviluppare maggiore potenza.

Un'altra opzione è quella degli affondi con salto, che consistono appunto in un salto e un affondo a mezz'aria prima di atterrare sul pavimento.

Anche il calf jump è ottimo, soprattutto per saltare più in alto: qui si usano solo le punte dei piedi senza piegare le gambe.

È possibile complicare l'allenamento a corpo libero anche aumentando la forza relativa che si esercita su ciascuna gamba.

Il modo più ovvio per farlo è allenare una gamba per volta, come nel caso degli squat e dei calf ad una gamba.

Allenarsi con i pesi

Le gambe potranno essere allenate anche utilizzando manubri e kettlebell per eseguire sollevamenti "composti". In questo modo, non sarà necessario procurarsi un bilanciere o uno squat rack.

Un esempio di esercizio composto è il clean and press con manubri.

Per metterlo in pratica, posiziona i manubri per terra ai lati del corpo, esegui uno squat per raccoglierli, alzati in piedi sollevandoli fino alla parte superiore del torace o fino alla spalla e infine spingili sopra la testa.

Un altro esercizio molto efficace è quello degli affondi con manubri.

Per renderlo più difficile e allenare tutto il corpo, prova a tenere i manubri sopra la testa con le braccia completamente stese.

L'allenamento con il kettlebell è molto simile a quello con il bilanciere.

Un kettlebell è un grosso peso rotondo con una sola maniglia che sporge verso l'alto.

È possibile afferrare questa maniglia con una o entrambe le mani, quindi tirare o ruotare il kettlebell per raggiungere la posizione prevista dall'esercizio.

Si potrà afferrare il kettlebell dalla base con entrambe le mani come se lo si volesse abbracciare.

Ciò vi consentirà di eseguire i "goblet squat", cioè un tipo di squat in cui il peso poggia sulla parte superiore del torace. Questo movimento, rispetto ad un normale squat, sposta leggermente il punto di pressione, poiché permette di lavorare i quadricipiti in misura maggiore e i bicipiti femorali in misura minore rispetto al solito.

Uno degli esercizi migliori per allenare le gambe da casa è il kettlebell swing.

Per eseguirlo, afferra il kettlebell con entrambe le mani e mettiti in piedi con le gambe leggermente divaricate e il peso che pende avanti tra di esse.

L'obiettivo sarà quello di far oscillare il peso dietro le gambe, tra le gambe e poi di fronte a te con le braccia dritte.

Tuttavia, questo esercizio non andrà svolto facendo forza con le braccia.

Dovrai eseguire uno squat, alzarti e spingere i fianchi leggermente in avanti.

Lo slancio basterà a far oscillare il peso.

In seguito, dovrai abbassarti con un nuovo squat e così anche il peso si abbasserà attirato dalla forza di gravità.

Non interrompere lo slancio, lascia semplicemente che il peso oscilli tra le gambe e poi si sollevi verso l'alto.

Guarda qualche video online per capire esattamente come funziona.

Come avrai notato, ci sono molti modi per allenare le gambe da casa, quindi non sarà necessario spendere tanti soldi per acquistare uno squat rack!

ALLENAMENTO A CORPO LIBERO E APPRENDIMENTO DEI MIGLIORI ESERCIZI

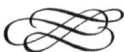

Tra le domande più frequenti circa l'allenamento da casa, troviamo la seguente: è possibile sviluppare grossi muscoli usando solo l'allenamento a corpo libero?

Quest'ultimo è particolarmente apprezzato perché consente di allenarsi in qualsiasi luogo e di utilizzare poche attrezzature o anche nessuna.

L'allenamento a corpo libero include piegamenti, sit up, trazioni, squat e molti altri tipi di esercizi.

Probabilmente ti starai chiedendo se questi esercizi ti potranno bastare per farti ottenere il corpo che desideri.

Nello specifico: sarà possibile dare al corpo uno stress sufficiente per spingerlo alla crescita utilizzando solo il peso corporeo?

Fortunatamente, la risposta è sì, purché tu sappia come fare. E per fortuna, hai questo libro a portata di mano!

Le basi

La regola di base è riuscire a creare delle lesioni muscolari e uno stress metabolico (come abbiamo detto fino ad ora).

Non basterà solo eseguire i movimenti, ma bisognerà sfidare il più possibile se stessi.

Costruire massa muscolare utilizzando solo il peso corporeo, significa ricorrere ancora al drop set meccanico: se non sarà possibile aumentare il peso, allora si dovrà rendere il movimento più difficile.

Abbiamo già visto come fare: i piegamenti con battito delle mani sono più difficili dei normali piegamenti perché richiedono più accelerazione, ma anche eseguire l'esercizio utilizzando un braccio solo lo rende molto più impegnativo. Sarà possibile combinare un movimento normale e un movimento ad un braccio, oscillando da una parte all'altra. Ad esempio, si potranno eseguire i piegamenti scendendo leggermente più da un lato che dall'altro; ciò ti consentirà di usare l'altra mano per mantenere la stabilità ed evitare di cadere, ma non per fornire gran parte della forza e della potenza necessaria per svolgere le ripetizioni.

Questo aspetto è da considerare anche per le trazioni alla sbarra, per le trazioni con presa supina e per i dip per i tricipiti.

In definitiva, allenarsi con il metodo del drop set meccanico a corpo libero significa passare dai piegamenti con battito delle mani, ai piegamenti alternati, fino ai piegamenti normali, oppure passare dalle trazioni alla sbarra con presa supina e battito delle mani a quelle alternate, normali e infine assistite.

Un'altra alternativa è quella di cambiare l'angolazione del movimento al fine di modificare la quantità di pressione contro cui ci si oppone durante l'esercizio.

Questo è tecnicamente definito "estensione del braccio della leva".

In altre parole, si può rendere il movimento più difficile spostando il peso dal punto di contatto con il terreno o riducendo il numero di punti di contatto.

In questo modo, i piegamenti potranno diventare piegamenti in verticale, oppure piegamenti maltesi, che si eseguono con le mani più vicine alla vita.

Ancora più difficile è la cosiddetta planche, dove si mantiene il corpo parallelo al pavimento sostenendosi solo con le mani in modo simile ai piegamenti, ma senza toccare il pavimento con i piedi.

Alcuni di questi esercizi sono incredibilmente difficili.

Non solo richiedono molta potenza da parte dei muscoli coinvolti, ma anche molta forza funzionale, cioè la capacità di coordinare e di controllare tutti i muscoli del corpo affinché lavorino insieme.

Questo significa riuscire a stabilizzare globalmente il corpo, ma anche rafforzare gli avambracci e le mani per mantenersi in equilibrio in un esercizio verticale (dove è necessario anche un sufficiente controllo sulle gambe).

Questi esercizi di livello avanzato, potranno diventare esercizi che alleneranno tutto il corpo, ma non saranno molto utili per la crescita di muscoli specifici perché non permetteranno di "isolarli" singolarmente.

Ciò significa che sarà più difficile esaurire o provocare piccoli danni alle fibre muscolari di un particolare muscolo perché ci sono troppi punti di cedimento.

Tuttavia, per chi desidera migliorare le proprie prestazioni, questo tipo di allenamento è incredibilmente utile.

Eseguire questi esercizi come parte di un drop set meccanico permette di esaurire le fibre muscolari a contrazione rapida prima di passare a movimenti più facili per rifornire i muscoli di sangue e di metaboliti.

Come eseguire esercizi spettacolari

Dopo aver compreso come eseguire questi esercizi di livello avanzato, si aprono numerose possibilità nuove e si diventa in grado di creare allenamenti incredibilmente stimolanti da svolgere in qualsiasi luogo.

Questi esercizi sono utili per mantenersi in forma, ma anche visivamente ed esteticamente spettacolari per convincere altre persone ad intraprendere lo stesso tipo di allenamento.

L'unico problema è che si tratta di esercizi complessi la cui esecuzione richiede molta energia.

Come si procede, allora?

Supera i tuoi limiti

Il passaggio dai normali piegamenti ai piegamenti in verticale è molto difficile.

200 piegamenti non sono sufficienti come preparazione per i piegamenti in verticale e lo stesso vale per i piegamenti su panca declinata.

Qual è la soluzione?

Bisognerà cercare di scomporre gli esercizi complessi in parti più piccole.

Un buon punto di partenza sarà quello di eseguire il frog stand, cioè mantenersi in equilibrio con le mani per terra e le ginocchia piegate fino a toccare i gomiti.

In seguito, si potrà raggiungere la posizione verticale con le gambe piegate.

Come è evidente, progredire a piccoli passi significherà avvicinarsi pian piano alla meta.

Inoltre, sarà molto importante concentrarsi davvero su ciò che stanno facendo tutti i muscoli in un determinato momento.

Questo allenamento infatti, non è solo per i muscoli, ma anche per la mente.

In particolare, spetta alla corteccia motoria apprendere le tecniche necessarie per eseguire tali esercizi.

Per comprendere meglio questo processo, paragoniamolo a ciò che avviene quando il nostro cervello apprende immediatamente.

Ad esempio quando giochiamo ai videogames.

In questa situazione, ci concentriamo così tanto sul gioco che le nostre abilità migliorano rapidamente.

Ad alcuni giocatori basterà poco tempo per progredire in maniera incredibile: osservano il gioco, anticipano e visualizzano nella mente la mossa successiva che vorranno eseguire.

Provano a metterla in pratica e, se funziona, il loro cervello li premierà con un flusso di ormoni (tra cui la dopamina) che li aiuterà a cementare le connessioni neurali utili per eseguire quella mossa.

Più la ripetono, più queste connessioni si rafforzano e, ogni volta che i giocatori sentiranno un campanello o una melodia che annuncerà vittoria, si sentiranno ancor più realizzati.

Quando le cose vanno male, cioè quando il personaggio perde punti di salute e lo schermo emana una luce rossa per segnalare una mossa sbagliata, il cervello non otterrà alcuna risposta e quindi non avverrà alcun progresso.

Questi giocatori bramano così tanto nel voler vincere la loro battaglia, che sono incredibilmente concentrati su ciò che stanno facendo e provano ansia e stress reali mano mano che il loro personaggio esaurisce la sua salute.

Con un approccio del genere, sarà possibile apprendere qualsiasi cosa.

Nel caso dell'allenamento, ciò equivale a stabilire obiettivi reali e ben definiti (essere in grado di eseguire i piegamenti in verticale con una tecnica perfetta) e quindi prestare molta attenzione al risultato dei propri sforzi.

È un risultato giusto o sbagliato?

Potrebbe essere migliorato o no?

Più ci si concentra su quel determinato muscolo, più velocemente si apprenderà la tecnica perfetta!

L'ALLENAMENTO CARDIO E LA PERDITA DI PESO

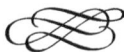

Fin qui tutto molto interessante, ma forse ti starai chiedendo se tra le tecniche che abbiamo analizzato ce n'è qualcuna che fa al caso tuo...

Se l'obiettivo è perdere peso, allora a cosa servono la panca e i principi di Joe Weider finalizzati alla crescita della massa muscolare?

In realtà, è tutto utile.

Se desideri perdere peso, uno dei metodi migliori è l'allenamento con i pesi poiché permette non solo di bruciare molte calorie, ma anche di modificare il proprio metabolismo e di bruciare ancora più grasso nei momenti di riposo.

Infatti, sarà necessaria parecchia energia anche solo per mantenere i muscoli quindi, più una persona è muscolosa, più grasso tenderà a bruciare mentre cammina e anche mentre dorme.

I muscoli conferiscono un aspetto più tonico e atletico.

Questo è un aspetto essenziale per molte persone, addirittura più importante della perdita di peso.

Per esempio, immagina di avere un eccesso di cellulite sulle gambe: per eliminarlo, dovresti bruciare calorie o tonificare i muscoli?

La scelta giusta è la seconda, poiché tonificare i muscoli è molto più efficace per la rimozione della cellulite e il raggiungimento di una forma più snella.

Molte donne evitano l'allenamento contro resistenza perché pensano che le farà apparire improvvisamente muscolose e virili.

Lo stesso vale per alcuni ragazzi che non vogliono sembrare "troppo grossi".

In realtà, sarà molto difficile diventare "troppo grossi".

Nessuno diventa come Arnold Schwarzenegger per puro caso, dato che sarà necessario un durissimo lavoro per sviluppare così tanta massa muscolare.

Invece per quanto riguarda le donne, sollevare pesi è uno dei modi migliori per ottenere un fisico tonico e femminile. Prova a cercare su Google "sollevamento pesi per donne" e capirai...

Per perdere peso e dimagrire, sarà necessario eseguire esercizi composti, ovvero quelli che impegnano tutto il corpo, quindi sia allenamenti a corpo libero sia esercizi come il kettlebell swing.

Quest'ultimo ti permetterà di allenare le spalle, le gambe, il tronco, la schiena e altro ancora; è uno strumento incredibile per bruciare calorie e sviluppare muscoli.

L'allenamento cardiovascolare

Il kettlebell swing è anche un esempio di allenamento cardiovascolare: far oscillare il kettlebell significa mantenere il livello di sforzo elevato e costante.

Ciò ti consentirà di bruciare calorie ma anche di inondare il corpo con l'ormone della crescita, dato che durante l'esecuzione dell'esercizio, i muscoli sono impegnati anche nello spostamento di un carico pesante.

Si possono usare il kettlebell anche per correre e bruciare molte calorie.

Quali sono i vantaggi?

A) si lavora di più grazie al sovraccarico

B) ciò impedisce al corpo di catabolizzare i muscoli

C) è possibile farlo comodamente da casa

Eseguendo 200 kettlebell swing, si brucieranno molte calorie e allo stesso tempo si costruirà molta forza.

Sarà possibile ottenere risultati ancora migliori utilizzando il metodo del drop set, cioè iniziando con un peso elevato per poi usare gradualmente un peso sempre più leggero.

HIIT

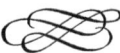

I n alternativa, si può usare il kettlebell come parte di un programma HIIT ("High Intensity Interval Training", allenamento intervallato ad alta intensità).

Ciò significa che bisognerà allenarsi prima al 100% della potenza per intervalli di breve durata, e poi ad un'intensità più bassa per permettere al corpo di recuperare.

Nello specifico, si faranno oscillare il kettlebell per 1 minuto a piena potenza, poi si correrà leggermente sul posto per 2 minuti, quindi si tornerà a far oscillare il kettlebell.

In questo modo potrai bruciare più calorie in un breve lasso di tempo, rispetto al normale esercizio cardiovascolare svolto costantemente e per un periodo di tempo piuttosto lungo (come anche dimostrato da alcuni studi), con lo scopo di incrementare i mitocondri (le fabbriche di energia delle cellule che ti permetteranno di allenarti per lunghi periodi).

Ma la vera efficacia dell'HIIT, sta nel fatto che aiuta a bruciare più calorie nella fase successiva.

Sforzarsi al 100% (ovvero più del 90% della frequenza cardiaca massima) farà sì che il corpo lavori più velocemente di quanto potrebbe, ricavando energia dalle riserve di grasso.

Questo si chiama "allenamento anaerobico" e costringerà il corpo ad affidarsi all'energia immagazzinata nei muscoli e nel sangue.

Viceversa, durante l'esecuzione dell'esercizio più lento previsto nel mezzo, il corpo potrà attingere energia solo dalle riserve di grasso.

In seguito, si finirà per bruciare molto più grasso a lungo termine e questo processo continuerà anche dopo l'allenamento, quando si riprenderanno a svolgere le normali attività della vita quotidiana.

Svolgendo 10 minuti al giorno di HIIT, sarà possibile eliminare facilmente il grasso e bruciare più calorie.

Questa fase è raccomandata come parte di un "finisher", una routine usata per concludere un allenamento incentrato sulla resistenza e per incrementare il consumo di calorie.

In difesa dello Steady State Cardio

Nonostante l'efficacia dell'HIIT, non bisogna escludere dal proprio programma lo Steady State Cardio cioè l'allenamento cardio con sforzo continuo e costante, sia che si tratti di 200 kettlebell swing, sia che si tratti di 8 km di corsa o semplicemente di un'ora di salto con la corda.

Svolgendo questo tipo di allenamento, si bruceranno molte calorie per via della grande quantità di tempo trascorso sotto sforzo e inoltre si otterranno risultati migliori rispetto a 10 minuti di HIIT.

L'HIIT è utile quando si desidera allenarsi in un lasso di tempo più breve, tuttavia è un allenamento molto difficile da sopportare, quindi sicuramente non adatto ai principianti.

L'allenamento con sforzo continuo, migliora anche la forma fisica generale e i livelli di energia.

In particolare, produce un affaticamento del cuore permettendo al ventricolo sinistro di dilatarsi allo stesso modo in cui qualsiasi altro muscolo del corpo risponde all'allenamento.

In questo modo, il cuore potrà pompare sangue in tutto il corpo, e quindi fornire ai muscoli sostanze nutritive e ossigeno in maniera più efficiente.

Inoltre, anche al di fuori dell'allenamento, la frequenza cardiaca a riposo sarà più bassa.

Questo potrà effettivamente favorire l'ipertrofia nei momenti di riposo e contribuire ad una migliore qualità del sonno, in modo da svegliarsi riposati e in grado di affrontare l'intera giornata!

Correre per 8 km a settimana sarà più che sufficiente per migliorare la frequenza cardiaca a riposo e per migliorare il massimo consumo di ossigeno (VO2max).

Infatti non solo brucerai molte calorie, ma condurrai anche uno stile di vita più attivo.

Ecco perché si tratta di una routine raccomandata a tutti.

Chi desidera perdere peso, dovrebbe ovviamente incrementare l'attività cardio rispetto al sollevamento pesi. Ciò comporterà l'aggiunta di ulteriori sessioni HIIT o di allenamento con sforzo costante.

Ad ogni modo, verranno fornite ulteriori spiegazioni nel prossimo capitolo.

L'ULTIMO PEZZO DEL PUZZLE: LA DIETA

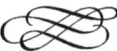

Bisogna infine considerare l'ultimo pezzo del puzzle, la dieta, uno dei fattori più importanti per trarre il massimo beneficio dal proprio allenamento, sia in palestra che da casa.

La dieta è essenziale per perdere peso o sviluppare i muscoli, ma la strategia varia a seconda dell'uno o dell'altro caso.

Calorie VS carboidrati

Sebbene la dieta sia la stessa, indipendentemente dal luogo in cui ci si allena, ci sono diverse teorie e idee in merito a cosa e come mangiare.

Anzi, le opinioni a riguardo possono essere molto contrastanti e solitamente si dividono in due tipi:

Da un lato, vi è un gruppo secondo cui "una caloria è una caloria", quindi l'unico fattore determinante per la perdita di peso è il rapporto tra il numero di calorie in entrata e il numero di calorie in uscita.

L'obiettivo è assicurarsi di bruciare più di quanto si consumi in modo da perdere peso.

Questo concetto ha senso se consideriamo che le calorie in eccesso vengono immagazzinate come grasso e, quando si ha un deficit calorico, il corpo deve bruciare i grassi per ottenere più energia.

Quindi, in cosa consisterebbe una dieta finalizzata alla perdita di peso secondo questa teoria?

Bisognerà calcolare semplicemente quante calorie si bruciano in un giorno (indossando un fitness tracker o calcolando il proprio tasso metabolico attivo), e quindi assicurarsi di assumere meno calore di quelle bruciate.

Al contrario, se l'obiettivo è sviluppare i muscoli, bisognerà mangiare molte proteine utili per la costruzione muscolare e raggiungere il surplus calorico, in modo che il corpo possa crescere grazie al "carburante extra".

L'altra scuola di pensiero esamina maggiormente il modo in cui le calorie vengono utilizzate in momenti diversi.

Dopo l'allenamento ad esempio, è più probabile che le calorie siano usate per rifornire le fonti di glicogeno.

Inoltre, alcune persone hanno diversi equilibri ormonali rispetto ad altre, il che influenza il modo in cui bruciano i grassi (ecco perché alcuni non sembrano mai perdere peso e altri non sembrano mai acquistarlo).

Questa teoria raccomanda di evitare i carboidrati e di seguire una dieta ricca di grassi e proteine.

Ciò favorirà la crescita muscolare mentre, la mancanza di carboidrati, riuscirà a previene i picchi di insulina che potranno portare all'accumulo di grasso.

Per costruire i muscoli, è necessaria l'insulina e quindi l'assunzione di molte calorie.

Al contrario, le diete a basso contenuto calorico, stimolano il rilascio di miostatina che "distrugge" i muscoli.

Secondo questa scuola di pensiero, una caloria non è una caloria.

È più importante evitare i carboidrati semplici e consumare pasti nutrienti al momento giusto, mantenendo al tempo stesso i livelli di glicemia costanti.

La soluzione

Quindi, quale dei due gruppi ha ragione?

In realtà entrambi.

Mantenere un apporto calorico inferiore rispetto al consumo quotidiano porterà sempre alla perdita di peso.

Il problema è che risulterà impossibile calcolare con precisione il proprio consumo di calorie perché esso dipende dal metabolismo.

Inoltre lo stesso metabolismo ha a che fare con una serie di fattori come la glicemia e il testosterone.

Il ruolo degli ormoni in questo processo è innegabile, altrimenti gli steroidi non renderebbero gli atleti incredibilmente muscolosi e l'ipotiroidismo non farebbe perdere peso.

La soluzione è mangiare in misura minore rispetto al proprio tasso metabolico attivo e allo stesso tempo incrementare il più possibile il metabolismo.

Quindi bisognerà consumare cibi nutrienti, naturali e sani, ma anche allenarsi e dedicarsi al sollevamento pesi.

Ricorda che avere più muscoli, ti permetterà di bruciare più grasso anche nei momenti di riposo.

Ecco perché correre e svolgere un allenamento incentrato sulla resistenza è una soluzione ottima per sviluppare un fisico snello e tonico.

Inoltre, se questo allenamento sarà combinato alla giusta dieta, riuscirà ad influenzare positivamente la forma fisica e la salute su tutti i fronti.

La parte difficile sarà mettere tutto questo in pratica.

Il monitoraggio di tutte le calorie in entrata e in uscita richiede molto tempo ed è un po' fastidioso, quindi la maggior parte delle persone si limita a fare una stima approssimativa.

Si consiglia di consumare una colazione e un pranzo il cui apporto calorico sia ogni giorno costante.

In questo modo, non sarà necessario calcolare continuamente quante calorie ci sono in quei pasti: sarà sufficiente calcolare solo quelle della cena e poi aggiungerle al totale.

Assumere quotidianamente la stessa quantità di calorie a colazione e a pranzo è molto più facile che a cena perché si tratta di pasti funzionali piuttosto che sociali: tendiamo a consumarli quando siamo da soli anziché fuori con gli amici.

CONCLUSIONI

Ora sai tutto ciò che c'è da sapere per sviluppare i muscoli, perdere peso e trasformare la tua forma fisica comodamente da casa.

In particolare, avrai sicuramente compreso ciò che rende efficace un allenamento.

Molti trovano l'allenamento in palestra migliore rispetto all'allenamento da casa ma non ne capiscono il motivo.

La risposta è che in palestra ci si impegna davvero per causare danni muscolari e innescare un grande stress metabolico.

A casa, invece, ci si allena maniera poco intensa senza riuscire a causare danni sufficienti ai muscoli.

Tuttavia, quando capirai ciò che serve davvero per rendere efficace un allenamento (danni al tessuto muscolare, muscoli pieni di metaboliti e sforzo continuo), allora sarà possibile utilizzare gli stessi metodi, indipendentemente dal luogo in cui ci si allenerà e dall'attrezzatura che si possiede.

Inoltre, da casa ci si potrà allenare in modo intenso a qualsiasi ora del giorno.

È solo così che si otterranno incredibili trasformazioni.

Promemoria per l'allenamento da casa

Pronto per iniziare il tuo allenamento tra le pareti domestiche?

Se hai letto l'intero libro, dovresti già conoscere le tecniche utili per allenare efficacemente i muscoli e per incrementare il metabolismo in modo da aumentare la potenza e guadagnare massa muscolare.

Non ti servirà un'intera palestra fornita di attrezzature costose: ti basterà una buona conoscenza del tuo corpo e la volontà di spingerti oltre i tuoi limiti.

Tuttavia, la conoscenza da sola non sarà sufficiente: per ottenere risultati validi, bisognerà metterla in pratica e questa guida ha il compito di aiutarti.

In particolare, troverai un riepilogo delle varie tecniche di allenamento e una vasta gamma di esercizi da svolgere.

Più avanti, è disponibile anche una lista delle attrezzature utili per l'allenamento.

È tempo di mettere in moto i muscoli!

Il drop set meccanico

Il drop set meccanico crea le condizioni adeguate per la crescita muscolare, pur non disponendo di tutte le attrezzature e di tutti i pesi necessari.

Il drop set, detto anche metodo a scalare, prevede di iniziare con un carico molto pesante per poi adottare gradualmente pesi sempre più leggeri.

Questa strategia è ottima perché consente di allenarsi su due livelli, cioè prolungando i tempi sotto tensione e testando i limiti massimi della propria forza.

Utilizzare il drop set meccanico, significa iniziare con esercizi intensi e poi passare ad esercizi più leggeri.

Se essi impegnano gli stessi gruppi muscolari coinvolti nel metodo standard, anche l'effetto sarà lo stesso.

Il vantaggio del metodo meccanico consiste nel fatto che non sono necessarie molte attrezzature e che si può passare più facilmente e più velocemente da una fase all'altra dell'allenamento.

Ecco un elenco degli esercizi che si potranno svolgere, con le relative varianti più facili e più difficili.

Esercizi e varianti

Piegamenti sulle braccia

Variante complessa n. 1 : piegamenti con battito delle mani.

Dalla posizione di partenza, lanciati in alto e poi batti le mani.

Variante complessa n. 2 : piegamenti con una mano

Variante complessa n. 3 : piegamenti alternati

Premi entrambe le mani per terra, ma dondola verso il basso prima da un lato e poi dall'altro in modo alternato per lavorare di più.

Variante complessa n. 4 : piegamenti lenti

Variante semplice n. 1 : piegamenti sulle ginocchia

Esegui i piegamenti con le ginocchia per terra.

Variante semplice n. 2 : burns

Si tratta di piegamenti che consistono semplicemente nel muoversi il più possibile su e giù sul posto.

Trazioni alla sbarra

Variante complessa n. 1 : trazioni con una mano

Variante complessa n. 2 : trazioni alternate

Variante complessa n. 3 : trazioni con slancio

Esegui la trazione, lanciati in alto e poi riprendi la sbarra.

Variante complessa n. 4 : muscle up.

Variante complessa n. 5 : trazioni "around the world"

Questo esercizio si esegue mantenendo ferme le gambe e facendo eseguire una rotazione alla parte superiore del corpo.

Variante semplice n. 1: trazioni invertite

Si tratta di trazioni eseguite con i piedi per terra e con le gambe tese avanti, quindi la sbarra occupa una posizione più bassa.

L'esercizio consiste nel sollevare solo la parte superiore del corpo ad ogni ripetizione.

Variante semplice n. 2 : trazioni assistite

In questo caso bisognerà posizionare le dita dei piedi su una sedia al di sotto della sbarra per aiutare il corpo a svolgere più facilmente l'esercizio.

Variante semplice n. 3 : rematore a corpo libero

Per eseguire questo esercizio, basterà appendersi ad una fune orizzontale, ad un asciugamano, al TRX o ad un anello da ginnastica, e tirare in alto la parte superiore del corpo.

Variante semplice n. 4 : trazioni con presa neutra

Questo esercizio richiede l'uso di sbarre dotate di maniglie e si esegue con i palmi rivolti verso l'interno.

Trazioni alla sbarra con presa supina

Variante complessa n. 1: trazioni con una mano

Variante complessa n. 2 : trazioni alternate

Variante complessa n. 3 : trazioni con slancio

Variante semplice n. 1 : trazioni invertite

Come prima ma con i palmi rivolti verso l'interno.

Variante semplice n. 2 : trazioni assistite

Curl

Variante complessa n. 1 : curl con presa prona

Variante complessa n. 2 : curl concentrato

L'unico muscolo coinvolto in questo esercizio è il bicipite mentre tutti gli altri restano esclusi.

Si potrà eseguire l'esercizio su una sedia o sulla panca Scott. In questo modo sarà impossibile "imbrogliare" sfruttando l'aiuto degli altri muscoli.

Variante complessa n. 3 : curl lento

Variante semplice n. 1 : curl a martello

È un tipo di curl eseguito con i palmi rivolti verso l'interno.

Variante semplice n. 2 : cheat curl

In questo caso si farà oscillare leggermente il corpo per aiutarlo ad eseguire l'esercizio.

Variante semplice n. 3 : curl assistito

Si esegue l'esercizio sfruttando l'aiuto dell'altra mano.

Dip per tricipiti

Variante complessa n. 1 : dip con una mano

Variante complessa n. 2 : dip alternati

Variante complessa n. 3 : dip con sovraccarico

Si esegue l'esercizio con un peso addosso.

È possibile anche combinare questa variante con le prime due per svolgere un allenamento più impegnativo.

Variante complessa n. 4 : dip con piedi sollevati

Variante complessa n. 5 : dip agli anelli

Variante semplice n. 1: dip assistiti

Shoulder press (spinte in alto)

Variante complessa n. 1 : shoulder press unilaterale

Spingi il peso solo da un lato per rendere l'esercizio più difficile.

Variante complessa n. 2: spinte in alto con squat

Esegui le spinte con manubri in combinazione agli squat.

Variante complessa n. 3 : Arnold press

Ruota i manubri mentre li spingi in alto.

Variante semplice n. 1 : spinte in alto con manubri su panca inclinata

Squat con manubri

Variante complessa n. 1 : squat con manubri sopra la testa

Si eseguono gli squat con le braccia tese per mantenere i manubri.

Variante complessa n. 2 : squat laterale con manubri.

Sbilanciati su un lato ed esegui gli squat su quel lato.

È simile al movimento oscillatorio degli esempi precedenti, in quanto pone maggiore enfasi su una gamba.

Variante semplice n. 1 : squat a corpo libero ad una gamba

Variante semplice n. 2 : squat con salto

Variante semplice n. 3: squat a corpo libero

Inizia con le versioni più difficili di ciascuno di questi esercizi e, quando raggiungi il cedimento muscolare, passa alle versioni più semplici.

Ricorda che puoi anche combinare diversi esercizi nella stessa sessione di allenamento.

Attrezzature utili per allenarsi a casa

Sei pronto per crearti la tua palestra personale con tutte le migliori attrezzature per l'allenamento acquistabili ad un ottimo prezzo?

In questa parte del libro ti illustrerò come ottenere tutto ciò di cui avrai bisogno senza spese eccessive!

Sbarra per trazioni

Sarà possibile allenare qualsiasi gruppo muscolare a corpo libero, tranne i dorsali e i bicipiti che necessitano di una sbarra per le trazioni.

Quest'ultima è la prima attrezzatura necessaria per allenarsi a casa.

Ti consiglio di prendere in considerazione la sbarra Iron Gym che non ha bisogno di essere avvitata nel telaio della porta.

Manubri

È preferibile acquistare manubri che ti consentono di aggiungere e rimuovere i dischi.

Iniziando con 20 kg, si potrà arrivare anche fino a 30 o addirittura 60 kg per braccio!

L'utilizzo dei manubri, ti darà infinite possibilità per svolgere tantissimi esercizi.

Solitamente la spesa da sostenere è fra i 20 ed i 100 euro.

Nulla a confronto di un abbonamento annuale in palestra.

Corda per saltare

E' uno degli strumenti più semplici per svolgere l'allenamento cardio comodamente da casa!

Kettlebell

Può essere utilizzato per eseguire il kettlebell swing, che è l'esercizio l'ideale per rafforzare le gambe, bruciare calorie e incrementare la crescita della muscolatura.

Il kettlebell è utile anche per i goblet squat, gli stacchi da terra, le spinte in alto con squat e molto altro ancora.

Può facilmente sostituire il bilanciere e lo squat rack.

Panca

La miglior panca da acquistare è quella che potrà essere utilizzata a varie inclinazioni e in modo da essere conservata facilmente.

Infatti è necessario che sia anche regolabile, in modo da poterla trasformare in una panca inclinata o in una sedia per eseguire i curl e le spinte in alto con manubri.

Anelli da ginnastica

È possibile appendere gli anelli da ginnastica alla sbarra per trazioni in modo da eseguire dip agli anelli, rematore a corpo libero, muscle up e altri esercizi.

Gli anelli costano molto meno del TRX e sono anche più efficienti!

Tappetino per gli esercizi

Utile per non bagnare il pavimento di sudore e per eseguire i sit up su una superficie morbida.

Come allenarsi con gli oggetti di tutti i giorni:

Sedie

Le sedie sono perfette per eseguire i dip (basta posizionarne due una di fronte all'altra) e per i piegamenti con un raggio di movimento più esteso (il che significa utilizzare tre sedie per spingersi più in basso rispetto al livello del pavimento).

Le sedie possono anche essere sollevate e fatte oscillare intorno al corpo.

Skateboard

Ab roller per gli addominali?

Non ti serve !!

Ti basta un semplice skateboard!

Potrai, ad esempio, strisciare e trascinarti dietro i piedi sullo skateboard.

Asciugamano

Può essere utilizzato per eseguire il rematore a corpo libero e anche per allenare la presa durante l'esecuzione di trazioni alla sbarra con presa neutra.

Palla

Una palla è ottima per eseguire i crunch obliqui.

In alternativa, potrai provare a comprimerla: è un'ottima forma di contrazione statica che ti permetterà di allenare i pettorali e di incrementare il reclutamento delle fibre muscolari!

TUTTO CIÒ CHE C'È DA SAPERE SUGLI ESERCIZI DI ISOLAMENTO DA SVOLGERE DA CASA

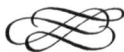

F are un esercizio di isolamento significa allenare un gruppo muscolare specifico e concentrarsi esclusivamente su di esso.

Un esempio di esercizio di isolamento è il curl per bicipiti, che impegna specificamente i bicipiti sottoponendoli a piccoli strappi muscolari e stress metabolico senza coinvolgere le altre aree del corpo.

Ci sono anche gli esercizi composti come lo squat. Quest'ultimo non è un esercizio di isolamento, perché coinvolge molti gruppi muscolari contemporaneamente: i quadricipiti, i polpacci, i bicipiti femorali, i muscoli del busto e in una certa misura persino la parte bassa della schiena.

Questo esercizio coinvolgerà molti più muscoli e la sua esecuzione sarà molto simile al modo in cui ci muoviamo quotidianamente.

Per questo motivo, gli esercizi di isolamento non sono molto apprezzati.

Tuttavia, risultano importantissimi per chi è seriamente interessato a sviluppare un'enorme massa muscolare.

C'è un motivo per cui i bodybuilder svolgono gli esercizi di isolamento.

E' arrivato il momento che li faccia anche tu, pur allenandoti da casa!

I benefici dell'isolamento

L'isolamento consente di lavorare parti specifiche del corpo che richiedono particolare attenzione.

In questo modo sarà possibile sviluppare un determinato muscolo, piuttosto che allenare tutto il corpo e lasciare che i muscoli più forti prendano il sopravvento su quelli più deboli.

In questo modo, saranno prodotte delle microlesioni muscolari, quindi una maggiore crescita e una maggiore forza sul lungo termine.

Allo stesso tempo, l'isolamento ti consentirà di allenarti più duramente per innescare una maggiore crescita muscolare senza rischiare un grave infortunio durante un movimento che coinvolge più articolazioni.

Come isolare un muscolo?

Come si isola un muscolo?

Facendo un esercizio che coinvolga una singola articolazione.

Un valido esempio è il curl per bicipiti, che utilizza solo l'articolazione del gomito per muovere il peso.

Durante gli esercizi di isolamento, bisognerà assicurarsi di usare solo una determinata articolazione e di concentrarsi sulla contrazione del muscolo specifico.

Tuttavia, potrebbe essere necessario l'uso di un peso più leggero per evitare di "imbrogliare" durante il sollevamento. Sollevando un peso eccessivo infatti, si rischierà di oscillare sfruttando lo slancio del corpo per spingere il peso verso l'alto.

Inoltre, è utilissimo mantenere contratto tutto il corpo in modo da bloccarlo in una posizione rigida.

Questo ridurrà le "perdite di energia", cioè la probabilità che il braccio si muova e che il corpo debba intervenire per compensare.

Infine, bisognerà considerare gli attrezzi che aiutano a isolare il muscolo: una panca Scott ad esempio, è l'ideale per il curl concentrato.

In alternativa, quest'ultimo esercizio potrà essere eseguito anche usando la parte posteriore di una panca inclinata.

Come compensare la mancanza di carichi pesanti quando ci si allena da casa?

Una delle maggiori sfide dell'allenamento da casa è quella di compensare la mancanza di carichi molto pesanti.

Alcuni riescono a costruire una piccola palestra in casa comprando una panca per gli esercizi e un peso equivalente a 100 kg.

Tuttavia, si tratta di attrezzi parecchio costosi che necessitano di molto spazio.

La maggior parte di noi preferirebbe evitare spese eccessive e questo implica allenarsi con meno risorse.

A questo punto sorge spontanea la seguente domanda: come si può allenare il corpo con un carico significativo, pur non disponendo di tanto peso da caricare sulla sbarra?

Velocità

La buona notizia è che i muscoli non notano alcuna differenza tra accelerazione e peso: in entrambi i casi, per esercitare la forza sarà necessario che le fibre muscolari lavorino al massimo delle loro capacità.

Nonostante l'allenamento pliometrico (fondato sull'accelerazione) crei una quantità di microlesioni muscolari leggermente inferiore rispetto all'allenamento con i pesi, è ugualmente in grado di aumentare lo sviluppo della forza pura e della potenza.

Prova a includere nel tuo programma esercizi come box jump, piegamenti con battito delle mani, ecc.

Sollecitazioni meccaniche

Un altro aspetto da considerare, è che si può rendere un esercizio più difficile semplicemente cambiando la modalità di esecuzione e l'angolazione.

Uno degli esempi più semplici è quello di considerare un movimento bilaterale (nel senso che entrambe le braccia vengono usate contemporaneamente) e trasformarlo in un movimento unilaterale: i piegamenti diventano piegamenti ad un braccio e gli squat diventano squat ad una gamba.

In altri casi, rendere un esercizio più difficile può significare estendere il "braccio della leva", cioè spostare il peso più lontano, oppure isolare maggiormente i muscoli, ad esempio utilizzando una panca Scott per eseguire il curl concentrato anziché la variante standard.

Drop set e pre-esaurimento

Un'altra opzione è quella di pre-scaricare i muscoli e / o utilizzare il drop set, detto anche metodo a scalare. Quest'ultimo consiste nel progredire gradualmente dalla versione più difficile alla versione più facile del movimento, affaticando i muscoli ancora prima di iniziare.

Il pre-esaurimento è simile, tranne per il fatto che utilizza un solo esercizio prima di quello principale, per assicurarsi che il muscolo in questione poi lavorerà molto duramente.

L'aspetto fondamentale sarà quello di ascoltare il corpo e di imparare a riconoscere i segnali che indicheranno la crescita muscolare.

Potrebbe essere necessaria un po' di creatività per rendere un allenamento impegnativo con pesi più leggeri, ma sarà perfettamente possibile se si disporrà delle giuste conoscenze.

Quindi, non accontentarti di eseguire un movimento qualsiasi.

Impegnati!

Come allenare le gambe senza andare in palestra

L'allenamento da casa ha tantissimi vantaggi: non solo ti consentirà di allenarti in un ambiente di creato da te stesso, ma ti permetterà anche di evitare la palestra quando ti sentirai stanco, o non avrai voglia di allenarti di fronte agli estranei.

Tutto ciò significherà anche non dover aspettare che lo squat rack venga lasciato libero!

Questo ti porterà al punto successivo: molto probabilmente, nessuno di noi possiede uno squat rack a casa.

Per la maggior parte delle persone che si allenano tra le pareti domestiche, l'attrezzatura consiste unicamente in alcuni manubri e in una sbarra per le trazioni.

Questo tipo di attrezzatura sarà sufficiente per eseguire gran parte degli esercizi, ma non basterà per chi desidererà andare oltre l'allenamento di base e vorrà sviluppare muscoli più grandi, in particolare quelli delle gambe.

Infatti, allenare le gambe a corpo libero o con i manubri, di base, è molto più difficile che allenarle con tutta l'attrezzatura disponibile in palestra.

Tuttavia, ci sono vari modi per risolvere questo piccolo inconveniente.

I manubri

Prima di tutto, non dovrete scartare completamente i manubri per allenare le gambe.

Eseguendo le spinte in alto con pesi abbastanza pesanti, ad esempio, sarà possibile rendere gli squat piuttosto difficili. Tuttavia, pesi del genere non saranno adatti per gli stacchi da terra o per gli squat in sé per sé.

In ogni caso, le gambe sono composte da molte fibre muscolari a contrazione lenta (che ci permettono di muoverci tutto il giorno), e questo significa che risponderanno bene all'allenamento con pesi più leggeri e con volumi maggiori.

L'allenamento a corpo libero

Sarà possibile allenare le gambe anche a corpo libero, a patto che si sappia come rendere gli esercizi più difficili.

Ad esempio, gli squat ad una gamba saranno piuttosto efficaci poiché ti permetteranno di raddoppiare il sovraccarico su ciascuna gamba, oltre al fatto che richiederanno anche molto equilibrio e molta concentrazione.

L'esecuzione del jump squat, ti consentirà di sviluppare la forza esplosiva.

Aggiungendo questi esercizi al tuo programma, ed eseguendoli correttamente per affaticare i muscoli, ti permetterà di svolgere allenamenti molto intensi.

Il kettlebell

Se sufficientemente pesante, il kettlebell potrà facilmente sostituire il bilanciere.

È possibile usarlo per eseguire stacchi da terra, clean e press e perfino i goblet squat.

Questi ultimi possono essere molto impegnativi per le gambe proprio come gli squat normali (l'unica differenza è che pongono più enfasi sui quadricipiti piuttosto che sui bicipiti femorali).

A seconda del peso del kettlebell, potrebbe essere necessario un piccolo aiuto per sollevare lo stesso.

Usare il kettlebell per eseguire il kettlebell swing è ancora meglio.

Si tratta di un esercizio che permette di sviluppare i muscoli delle gambe facendo oscillare il kettlebell avanti e indietro attraverso rapidi squat.

È ottimo anche come allenamento cardio per innescare un grande effetto anabolico.

Esercizi potenti e unici da aggiungere subito al tuo allenamento da casa

Quando ci si allena per sviluppare i muscoli, è molto importante variare gli esercizi sfidando il più possibile se stessi ed evitando a tutti i costi di raggiungere una situazione di stallo.

Tuttavia, l'allenamento da casa presenta alcuni ostacoli. Innanzitutto, non sarà possibile rifornire la propria casa con la stessa quantità di attrezzi presenti in palestra e anche i semplici pesi talvolta costeranno parecchio.

Di conseguenza, sarà necessario essere creativi per trarre il massimo profitto dall'allenamento da casa e questo significa pensare fuori dagli schemi, trovare metodi di allenamento nuovi ed unici.

Ecco alcuni esercizi poco conosciuti ma molto efficaci per sviluppare i muscoli comodamente da casa.

Calf jump

Allenare i polpacci da casa, può essere complicato se non si disporrà di un peso sufficiente.

Un'ottima soluzione sarà quella di eseguire il "calf jump", un esercizio che allena le fibre muscolari a contrazione rapida ed esplosiva.

Il calf jump consiste nel saltare mantenendo la gamba completamente tesa in modo che tutta l'energia venga generata direttamente dal piede e dal polpaccio.

Si tratta di un allenamento sorprendentemente efficace!

Jump squat

Sebbene trascurato da parecchie persone, anche questo esercizio è molto utile.

Basterà eseguire lo squat e saltare in alto nella fase finale del movimento!

Crawling

Esistono vari tipi di crawling (dall'inglese to crawl = strisciare, gattonare), ad esempio bear crawl, Spiderman crawl e altro ancora.

Questi esercizi permettono di rimanere costantemente sotto tensione ma anche di allenare la "coordinazione controlaterale", muovendo tutti gli arti in momenti diversi. Sono un'ottima forma di allenamento funzionale da poter svolgere anche in giardino!

Drag curl

Esercizio alternativo da eseguire con i manubri o con il bilanciere.

Ti basterà sollevare semplicemente il peso, ma trascinandolo lungo il corpo verso l'alto.

Questo significherà che le mani, all'inizio, punteranno di più verso il suolo e dopo si rivolgeranno direttamente con i palmi verso l'alto, ma il perno del braccio rimarrà l'articolazione del gomito.

In questo modo l'esercizio risulterà più facile, quindi ottimo per completare un drop set.

Burns

Una delle parole più "mortali" nel campo dell'allenamento con i pesi.

Le burns (ripetizioni parziali o mezzi colpi) sono esercizi da eseguire quando si è a corto di energie, ad esempio spostandosi su e giù per terra dopo una serie di piegamenti. Questo modo di allenarsi, è ottimo per esaurire il muscolo fino allo sfinimento, in quanto creerà un abbondante flusso di sangue e di metaboliti utili per concludere l'allenamento.

Prova ad inserire alcuni di questi esercizi nella tua prossima routine di allenamento per sollecitare maggiormente i tuoi muscoli.

I migliori integratori per l'allenamento a casa

Chi desidera mettersi in forma, dovrebbe prendere in considerazione tre diversi fattori: la routine di allenamento, l'alimentazione e infine gli integratori.

Di questi tre fattori, l'ultimo è sicuramente il meno importante poiché sarà possibile ottenere incredibili trasformazioni del corpo anche senza fare uso di integratori. Questo è vero soprattutto quando ci si allena da casa, lavorando con pesi più leggeri che richiedono quindi, una spinta minore per essere sollevati.

Pochissime persone assumono effettivamente integratori prima di allenarsi nel loro salotto!

Questo non vuol dire che non ci siano integratori utili per l'allenamento da casa o che sarebbe meglio evitarli, anzi. Diamo un'occhiata ad alcuni degli integratori migliori ed esaminiamo quanto sono effettivamente utili.

Frullato proteico

Il frullato di proteine è l'integratore numero uno per chi desidera sviluppare forza e massa muscolare, poiché ha la funzione di incrementare l'apporto di proteine nella dieta. Generalmente, l'apporto proteico ottimale per la crescita muscolare è di un grammo per ogni chilo di massa muscolare (quindi più di 170 grammi per molte persone). Poiché introdurre tale quantità di proteine nel corpo come parte integrante della dieta risulta abbastanza difficile, bere un frullato proteico sarà un modo molto utile e conveniente per soddisfare il proprio fabbisogno proteico giornaliero.

In ogni caso, è bene ricordare che rimane pur sempre e solo un "integratore" dietetico e che non potrebbe mai sostituire un pasto.

Se il proprio obiettivo sarà quello di guadagnare peso e irrobustirsi, esistono integratori in polvere ad alto contenuto di carboidrati.

Le miscele più magre invece, sono adatte a chi desidera sviluppare i muscoli senza ingrassare.

Creatina

La creatina è ottima per guadagnare massa muscolare poiché aumenta istantaneamente la ritenzione idrica nei muscoli.

In questo modo sarà possibile ottenere un aspetto più robusto e massiccio in poco tempo.

In realtà, il ruolo principale della creatina è un altro, cioè quello di incrementare la capacità di ricavare maggiore energia dalla dieta.

La creatina infatti, consentirà al corpo di riciclare ADP e AMP per produrre ATP.

In termini semplici, ciò significa riuscire a mantenere il massimo grado di sforzo per un paio di secondi in più.

Vitamine

Un integratore multiminerale e multivitaminico andrà benissimo per rafforzare il sistema immunitario e per migliorare il metabolismo e la sintesi proteica.

Ovviamente è preferibile assumere vitamine e minerali tramite l'alimentazione, ma anche gli integratori sono in grado di tappare i "buchi" della dieta.

E il resto?

Che dire dei BCAA, della L-carnitina, degli stimolanti del testosterone e degli integratori pre-allenamento?

Certamente alcuni di questi prodotti potranno darvi dei benefici, ma altri non funzioneranno, oppure i vantaggi che vi offriranno saranno così scarsi da risultare inutili per gran parte delle persone.

Se vorrai evitare questi inconvenienti, usa solo gli integratori essenziali!

I principali errori dell'allenamento da casa

Allenarsi da casa permette di ottenere risultati migliori 9 volte su 10, principalmente perché non sarà necessario raggiungere la palestra in auto, si eviterà l'imbarazzo di allenarsi di fronte agli altri e risulterà facile incastrare l'allenamento nella routine di tutti i giorni.

Se si disporrà di una piccola palestra in casa, sarà possibile svolgere un veloce allenamento di 10 minuti anche il sabato mattina (cosa improbabile per chi si allena in una palestra a 20 minuti di distanza dalla propria abitazione).

Tuttavia, le palestre in casa non sono perfette e sarà facile commettere degli errori se non si saprà come realizzare un buon programma di allenamento.

Diamo uno sguardo ad alcuni dei principali errori commessi da chi si allena da casa e scopriamo come evitarli.

Avere la TV accesa

Un pensiero comune circa l'allenamento da casa è che non c'è nessun problema a renderlo più interessante e divertente accendendo la TV.

Tuttavia, approfittare delle comodità e delle distrazioni che ci circondano significa rovinarci con le nostre stesse mani. Durante l'allenamento, bisognerà impegnarsi al 100%, sentire e guardare i muscoli lavorare, eseguire movimenti definiti ed energici.

Affrontando l'allenamento in questo modo, ci assicureremo di metterci tutto l'impegno possibile e quindi di ottenere risultati più rapidi.

Al contrario, allenarsi con la televisione accesa significherà essere costantemente distratti e non prestare attenzione a ciò che si sta facendo.

Non sforzarsi abbastanza

Un altro problema dell'allenamento da casa è che molte persone non si sforzano abbastanza, semplicemente perché non hanno le attrezzature adeguate per farlo.

Non possiedono uno squat rack, una panca, dei pesi o altro, e quindi si limitano a svolgere solo i piegamenti.

Ma questo non sarà sufficiente.

Per innescare la vera crescita muscolare, bisognerà sentire i muscoli bruciare e pulsare, e anche questo sarà possibile senza attrezzature: basterà pianificare il proprio allenamento con un po' di inventiva e creatività.

Avere una palestra da montare

Forse l'errore peggiore di tutti è quello di creare una palestra che avrà bisogno di essere montata e smontata ad ogni sessione di allenamento.

In altre parole, se tale palestra sarà composta da cose che si troveranno dietro l'armadio, ed avranno bisogno di essere costruite o saranno difficili da raggiungere, allora ci saranno buone probabilità che perderete la voglia di allenarvi.

Il vantaggio principale di avere una palestra in casa, è quello di avere tutto a portata di mano.

Avere una panca in salotto significherà potersi sedere sopra in qualsiasi momento, ed iniziare a sollevare i pesi.

Questo, a sua volta, potrà incoraggiarvi ad allenarvi più frequentemente e quindi ad ottenere risultati migliori.

In conclusione, sarà importante trarre il massimo vantaggio da una palestra pronta per essere utilizzata in qualsiasi momento.

I TRE principali attrezzi per realizzare un'eccellente palestra in casa

Una palestra in casa, non dovrà mai essere troppo costosa e non dovrà mai occupare molto spazio.

Per creare una palestra in casa, bisognerà usare un po' di ingegno e cercare di soddisfare una serie di requisiti specifici.

Qui di seguito, vedremo come procedere senza spese eccessive: si tratta solo di acquistare alcuni attrezzi, ognuno dei quali avrà un costo abbordabile e potrà essere facilmente conservato per evitare di occupare troppo spazio.

Sbarra per le trazioni

Il primo attrezzo necessario per allenarsi a casa è la sbarra per le trazioni.

Sarà possibile allenare a corpo libero quasi tutti i gruppi muscolari, ad eccezione dei muscoli coinvolti nei movimenti di trazione.

Ciò significa che, per allenare i bicipiti e i dorsali, sarà necessario avere qualcosa a cui appendersi.

È qui che entra in gioco la sbarra per le trazioni, grazie alla quale sarà possibile eseguire non solo le stesse trazioni, ma anche trazioni a presa supina, rematore e persino i sit up. Questo significherà poter allenare tutti i gruppi muscolari, sfruttando solo il proprio peso corporeo.

Manubri

I manubri permettono di allenare ogni singolo gruppo muscolare per mezzo di un sovraccarico, cioè tenendo un peso in entrambe le mani.

Con i manubri, sarà possibile eseguire curl, ma anche kick back ed estensioni per tricipiti, spinte in alto, tirate al mento, scrollate, squat, affondi e altri esercizi.

In effetti, quasi tutto ciò che normalmente si fa con un bilanciere (e anche molto altro!) potrà essere svolto con un paio di manubri.

La chiave per il successo a lungo termine è procurarsi un peso sufficiente per avanzare gradualmente di livello.

Di conseguenza, sarà necessario acquistare manubri con peso regolabile, così da poter aggiungere o rimuovere del peso in base alle necessità e incrementare costantemente la difficoltà degli esercizi.

Panca

Non resterà che rifornire la propria palestra personale con una panca, preferibilmente regolabile.

In questo modo, sarà possibile eseguire non solo le spinte in alto e le croci con i manubri, ma anche il curl concentrato da seduti (con la schiena poggiata alla panca), le spinte su panca inclinata e declinata, e qualsiasi altro esercizio che richieda carichi molto più pesanti.

Questi tre attrezzi sono effettivamente tutto ciò di cui avrai bisogno per creare una palestra completamente funzionale. Non importa quanto avanzerai con gli allenamenti, una palestra composta da questi tre elementi sarà sufficiente per farti raggiungere i tuoi obiettivi!

Ovviamente, se lo vorrai, con il tempo potrai espandere la tua palestra sempre di più.

Perché non bisogna escludere il giardino per l'allenamento da casa

Quando pensiamo all'espressione "allenamento da casa", tendiamo ad immaginare un allenamento che viene svolto in salotto o in un'apposita stanza adibita a palestra.

"Casa" implica "al chiuso" e quindi ipotizziamo che l'allenamento avrà luogo in una delle stanze della casa.

Ma non è sempre così.

In effetti, il modo migliore per allenarsi da casa è farlo all'aperto.

Cos'è la forza funzionale?

L'idea è quella di sviluppare una forza da poter effettivamente usare in un ambiente di vita reale.

Ciò significa che sarà opportuno sviluppare una forza che possa, per esempio, consentirti un miglior sollevamento ai fini di un trasloco o una presa migliore in un incontro di pugilato.

Consideriamo questo concetto nel contesto dell'evoluzione: che tipo di forza è in grado di sviluppare il nostro corpo?

Di che tipo di forza necessitavano gli uomini primitivi per cacciare, cercare cibo e costruire?

Si dice spesso che il modo migliore per sviluppare la forza funzionale sia quello di eseguire stacchi da terra e spinte su panca piana.

Questi esercizi ti permetteranno di allenare più gruppi muscolari in modo da riuscire a sviluppare una forza maggiore e una presa migliore.

Si tratterà di svolgere esercizi più duri e più complessi.

In realtà, essi non sono realmente funzionali nel contesto in cui li abbiamo descritti: in natura, è impossibile ritrovarsi a raccogliere da terra una sbarra perfettamente dritta utilizzando una tecnica di sollevamento perfetta.

In natura, le cose vengono raccolte in fretta, con l'angolazione sbagliata e con una presa scarsa.

Arrampicarsi su un albero, ad esempio, può essere considerato l'equivalente delle trazioni alla sbarra, ma ogni singolo ramo ha una forma e una larghezza leggermente diversa.

Non possono esserci due rami perfettamente uguali e anche l'angolo con cui verranno afferrati sarà sempre diverso.

Questa è la vera forza funzionale.

Ed è per questo che allenarsi in giardino è la scelta migliore! Non solo permette di sviluppare maggiore massa muscolare in modi ogni volta diversi e senza mai raggiungere una situazione di stallo, ma significa anche esporsi a diverse condizioni meteorologiche e acquisire una buona dose di vitamina D.

In breve, l'allenamento in giardino è molto più salutare e rappresenta una sfida unica.

Nelle giornate di sole, esci da casa e allenati in giardino. Prova a sollevare tronchi o mattoni, oppure ad eseguire le trazioni appendendoti all'albero.

Potrai saltare, correre o anche solo provare a spostare una pila di mattoni da un lato all'altro.

Avendo più spazio e meno probabilità di rompere qualcosa, in giardino potrai allenarti anche in modo più creativo!

Perché non vedi i risultati che desideri?

Molte persone credono erroneamente di aver bisogno di un programma di allenamento molto complesso, un elenco elaborato di integratori e una volontà di ferro per mettersi in forma.

Questo è il motivo per cui spendono cifre spropositate in personal trainer, palestre, creatina e frullati proteici.

Ma non è così che funziona.

In realtà, sarà possibile ottenere dei risultati semplicemente attenendosi in maniera fedele ad un buon programma di allenamento.

Anche limitarsi a fare i piegamenti ogni sera, dovrebbe essere sufficiente per riuscire ad ottenere un ottimo cambiamento.

Se ti alleni già correttamente con il tuo programma, perché allora non vedi risultati?

Ecco alcuni motivi.

Non stai dando il massimo

La prima e più probabile causa è che non ti stai sforzando abbastanza.

Non sarà sufficiente sollevare i pesi o fare un po' di cardio. Bisognerà impegnarsi e lavorare duramente per sentire i muscoli bruciare e pulsare, e per avvertire il sudore scorrere lungo il corpo.

Un grosso errore è quello di lasciare la TV accesa durante l'allenamento.

Essa ti potrebbe distrarre e potrebbe impedirti di concentrarti e di coinvolgere i tuoi muscoli durante un sollevamento o durante un movimento.

Il vero problema è il resto della tua vita

Se ti stai allenando il più intensamente possibile e non riesci proprio a perdere quei chili di troppo, allora dovresti rivedere il tuo intero regime di allenamento.

Quello che probabilmente scoprirai è che non conduci uno stile di vita attivo come invece dovresti e potresti fare.

Non dobbiamo rimanere fermi 24 ore al giorno e poi allenarci intensamente per 30 minuti.

Per essere sani e in forma, bisognerà riposare costantemente e allenarsi.

Dai un'occhiata alla tua routine e cerca di inserire qualche camminata o corsa in più, o magari una lezione di ginnastica.

I tuoi ormoni ti stanno ostacolando

Chi soffre di squilibri ormonali, è più incline a bruciare grasso e muscoli per produrre energia piuttosto che immagazzinarli (in questo caso si parla di un ectomorfo).

Di contro, c'è chi accumula grasso piuttosto facilmente e non riesce a perdere peso (endomorfo).

Tutto ciò potrebbe essere causato da qualche problematica di base, quindi sarà opportuno parlare con il proprio medico per sapere se si soffre di testosterone basso, ipotiroidismo o ovaie policistiche.

Anche in assenza di patologie cliniche, sarà possibile avere il testosterone o l'FT4 basso oppure scarsa sensibilità insulinica.

Fortunatamente, si potrà rimediare a queste mancanze allenandosi più regolarmente e mangiando di più.

Correggi il tuo profilo ormonale e renderai l'allenamento molto più semplice e più produttivo!

Perché il jogging è una parte importante dell'allenamento da casa

Ultimamente, il jogging ha ricevuto una cattiva pubblicità perché è un esempio di "Steady State Cardio", cioè di allenamento cardio fatto costantemente per un lungo periodo di tempo.

Questo tipo di allenamento implica appunto uno sforzo di bassa intensità per un lungo periodo di tempo, ad esempio una corsa di 30-50 minuti.

Tuttavia, al giorno d'oggi, molte persone preferiscono e consigliano l'HIIT (allenamento intervallato ad alta intensità) perché si è dimostrato più efficiente.

Per sviluppare i muscoli nel modo più rapido ed efficace possibile, bisognerà alternare i periodi di allenamento ad alta intensità con i periodi di recupero.

Questo ti permetterà di bruciare più grasso a lungo termine, migliorare la salute dei mitocondri e conservare massa muscolare.

O almeno questa è la teoria.

In realtà, ci sono molte buone ragioni per cui è preferibile lo Steady State Cardio.

Vediamo quali sono.

L'HIIT è brutale

Il primo motivo a favore dell'allenamento Steady State Cardio è che l'HIIT è brutale.

Molte persone lo descrivono come una "soluzione rapida" per i muscoli, sottolineando che consente di bruciare più grasso in meno tempo.

20 minuti di HIIT equivalgono ad un allenamento completo e permettono di bruciare molte più calorie rispetto ad una corsa di 30 minuti.

In realtà, la differenza non è poi così profonda come si crede.

Inoltre, l'HIIT non è per nulla piacevole.

Potrebbe sembrare l'alternativa più semplice e veloce, ma in verità è così estenuante, che gran parte delle persone non è in grado di praticarlo regolarmente come parte della routine di allenamento.

Il jogging invece, è alla portata di tutti, può essere fatto ovunque ed è anche abbastanza divertente.

È sufficiente scegliere una destinazione e cominciare correre!

La corsa aumenta l'anabolismo

La corsa può effettivamente aiutare ad incrementare l'anabolismo e sviluppare i muscoli nel lungo termine.

Questo punto potrebbe sembrare in contrasto con tutto ciò che è stato detto fin ora, ma in realtà non è così.

La corsa allena il cuore.

In particolare, aiuta ad allargare il ventricolo sinistro consentendogli di pompare più sangue nel corpo ad ogni battito.

Questo farà sì che il battito cardiaco a riposo sia più basso, e in questo modo ci sarà una riduzione dello stress e del cortisolo.

In questo modo, il corpo trascorrerà molto più tempo in uno stato di "riposo e di digestione", inondato da ormoni anabolizzanti come il testosterone e l'ormone della crescita.

Questo processo porterà anche più sangue, più ossigeno e più nutrienti al corpo, sia in fase di riposo, sia durante gli allenamenti più intensi.

È un buon modo per dimagrire

Correre su lunghe distanze è anche un ottimo modo per dimagrire, poiché ti permetterà di bruciare molto grasso (fino a 700 calorie in 40 minuti).

L'effetto negativo sui muscoli è di gran lunga più trascurabile di quanto si pensi.

Insomma, non ti resta che cominciare a correre!

CONCLUSIONE

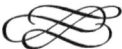

B ene, sei giunto al termine di questo manuale.

Spero tanto che tu l'abbia trovata interessante ma soprattutto utile per il tuo futuro allenamento in palestra.

Ah...dimenticavo...solo un'ultima cosa, per me molto importante...se ti è piaciuto questo manuale, ti chiedo gentilmente di lasciare una recensione a 5 stelle.

Lo so, per te significa perdere un minuto del tuo tempo, ma per me e per chi come te è alla ricerca di qualcosa di veramente utile e pratico significherebbe molto e darebbe un enorme aiuto a me e a loro.

Stai certo/a che il tuo parere mi sarà utile per migliorare la qualità dei contenuti ed aumentare la soddisfazione di tutti voi lettori.

Grazie ancora e...al prossimo manuale!!

Lightning Source UK Ltd.
Milton Keynes UK
UKHW021900210621
385931UK00002B/420